Annet van der Voort

Im Hospiz

Aschendorff
Verlag

Geborgen in unserer Mitte
JOHANNES-HOSPIZ MÜNSTER

Herausgegeben von der Johannes-Hospiz Münster gGmbH

Texte und Fotografien:
Annet van der Voort
www.annetvandervoort.com

Layout und Satz:
Aschendorff Verlag, Julian Krause
und Annet van der Voort

www.aschendorff-buchverlag.de

Printed in Germany

ISBN 978-3-402-13282-1

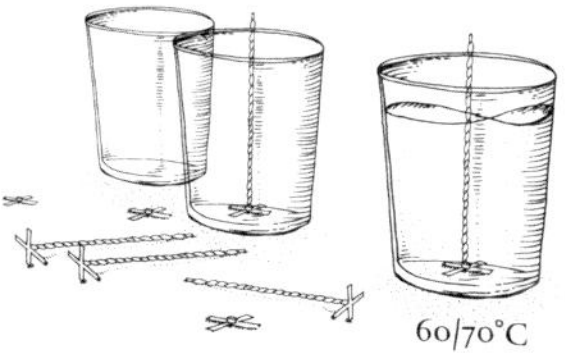

• LA CIRE •

Afin de parvenir à la parfaite restitution de son concentré, chaque bougie bénéficie d'un assemblage unique de 8 à 9 cires de grande qualité : des cires dures, de provenance contrôlée, d'origine minérale parfois enrichies de cires végétales, à l'occasion colorées, et utilisées usuellement dans l'industrie alimentaire et cosmétique.
Pour garantir la combustion optimale et homogène de chaque bougie, le choix de la mèche joue aussi un rôle primordial. Tressée en coton, plus son diamètre est large, plus la température monte. Une clé de l'alchimie recherchée.

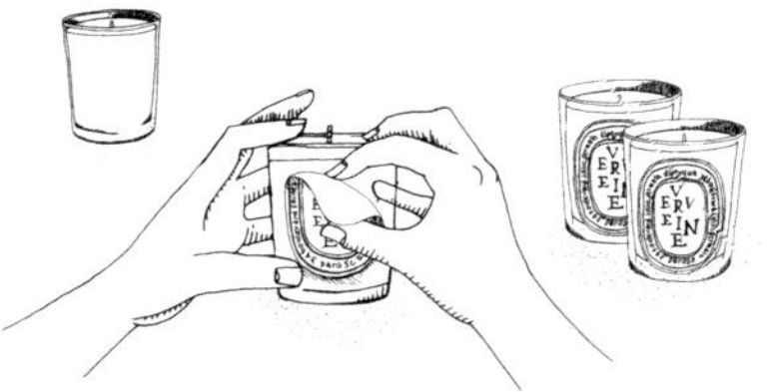

· LA FABRICATION ·

La fabrication des bougies diptyque nécessite de nombreuses opérations exclusivement manuelles, un artisanat de luxe par excellence.

- Paraffinées afin de se tenir droites, les mèches sont fixées une à une au fond de verres blancs.
- Pour éviter toute strie de cire sur les parois, les verres sont préchauffés.
- On dispose les verres sur un petit tapis roulant, cheminant sous les fondoirs.
- Afin de préserver le parfum, les verres sont remplis à ras bord

Inhaltsverzeichnis

VORWORT

„Deus est mortali iuvare mortalem –
Wo ein Sterblicher einem anderen Sterblichen hilft, da ist Gott"

Plinius der Ältere (23/24–79 n. Chr.)

Die moderne Idee des Hospizes als einer Einrichtung bewusster Sterbebegleitung ist vergleichsweise jung. Das erste Haus dieser Art wurde 1967 von Cicely Saunders in Sydenham in Großbritannien ins Leben gerufen, das erste stationäre deutsche Hospiz folgte 1986 in Aachen. Heute gibt es in Deutschland 236 stationäre Hospize, darunter 17 Kinder- und Jugendhospize. Mehr als 100.000 haupt- und ehrenamtliche Helfer sind diesen Einrichtungen und der sie tragenden Idee verbunden.

Das Johannes-Hospiz in Münster wurde 1999 gegründet. Es trägt seinen Namen in Anlehnung an den Jünger Johannes, der einst Jesus in den Tod begleitet hat. Seine eigentliche Entstehung verdankt es engagiertem bürgerschaftlichem Engagement. Die Traditionslinien dieser Arbeit aber reichen zurück zu den mittelalterlichen Hospitälern, die die unheilbar Siechen und Kranken versorgten. Im Mittelpunkt stand damals wie heute der sterbende Mensch.

Wir möchten Sterbenden in unserem Haus eine lebenswerte Perspektive eröffnen. Uns geht es nicht darum, dem Leben mehr Tage abzugewinnen, sondern den Tagen mehr Leben. Die Menschen, die hier ihre letzte Zeit verbringen, sollen zusammen mit ihren Angehörigen, Freunden und Nahestehenden spüren, dass sie im Sterben nicht allein sind, sondern bis zuletzt getragen werden. So werden im Johannes-Hospiz Menschen unabhängig von ihrer Religionszugehörigkeit, ihrer sozialen Situation und Nationalität ganz nach ihren Bedürfnissen und eigenen Vorstellungen betreut und begleitet.

Um Außenstehenden glaubhafte Innenansichten zu vermitteln, haben wir im Jahr 2002 das Buchprojekt „Leben im Hospiz" initiiert. Der inzwischen vergriffene Band bündelte multiperspektivisch die Erfahrungen von Bewohnern und ihren Angehörigen, von Pflegerinnen und Pflegern, von Hospizleitung und Hospizseelsorge usw.

Die Autorin und Fotografin Annet van der Voort hat mit viel Liebe zum Detail Interviews geführt und Portraits angefertigt, die einen differenzierten, sehr persönlichen Einblick in das Leben im Hospiz erlauben.

Seit der Gründung 1999 hat sich unser Haus weiterentwickelt – wie unsere Gesellschaft auch. Auch wenn Hospize heutzutage in der öffentlichen Wahrnehmung präsenter sind als noch vor einigen Jahren, bleibt Aufklärung notwendig. Heute ergänzen ein ambulanter Hospizdienst und eine eigene Akademie das Profil unserer Arbeit in Münster. Ein 2012 errichteter Erweiterungsbau schuf neue Möglichkeiten in der Pflege und Betreuung. So schien es uns wichtig, eine aktuelle Zwischenbilanz zu ziehen, die das hier Geleistete thematisiert und würdigt. Selbstverständlich steht dieses Buch stellvertretend für die Hospiz-Idee in Deutschland, in Europa und darüber hinaus.

Den Leserinnen und Lesern wünsche ich Zeit und Muße bei der Lektüre dieses Buches, in dem sich Sterbende, Helfende und Angehörige begegnen. Und ich wünsche mir darüber hinaus ganz persönlich, dass diese Veröffentlichung dazu beiträgt, dass Sterben und Tod als wesentlicher und wichtiger Bestandteil des Lebens in unserer Gesellschaft eine zeitgemäße Akzeptanz erfahren.

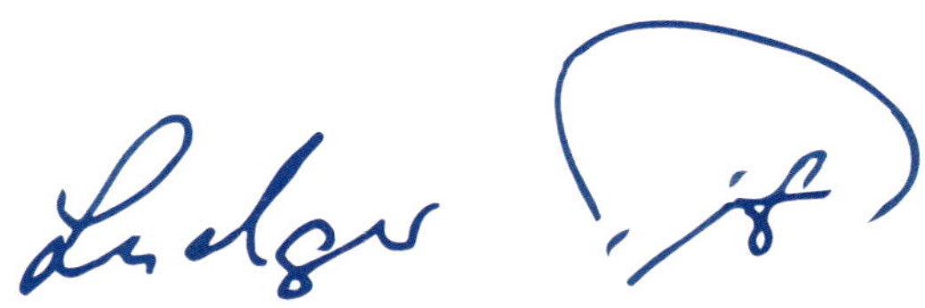

Ludger Prinz

Geschäftsführer des Johannes-Hospizes in Münster

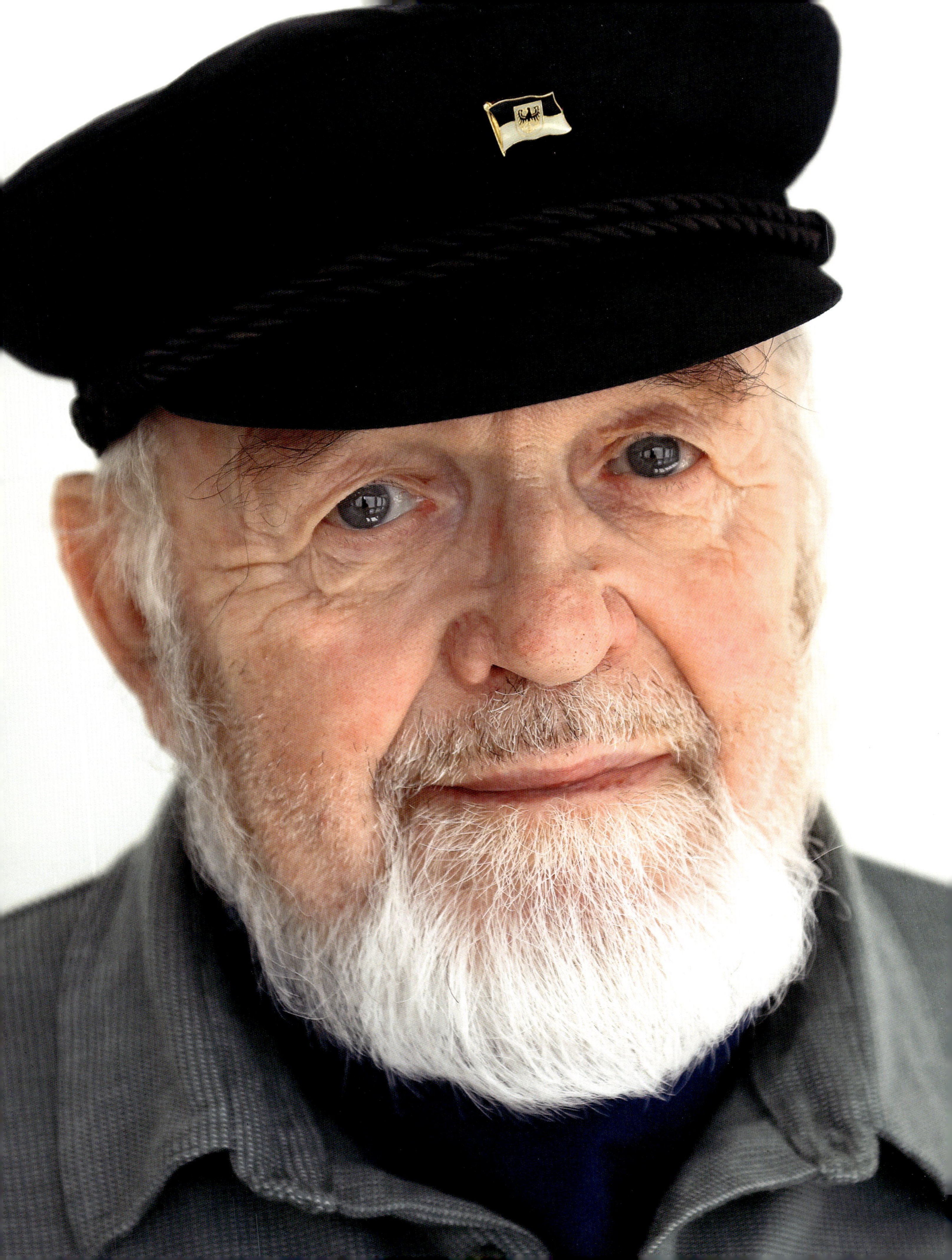

WAS KOMMT HINTER DEM HORIZONT?

Wolfgang Gehrmann (80)

Ostpreußen ist meine Heimat und bleibt meine Heimat. In Königsberg, das heute Kaliningrad heißt und in Russland liegt, habe ich die schönsten Jahre meiner Kindheit verbracht – mitten im Krieg. Die Stadt, die Landschaft, die Ostsee, alles steht mir noch vor Augen, als wär's gestern gewesen. Dabei sind meine Erinnerungen daran schon über siebzig Jahre alt. Da ist schon eine ganze Menge Zeit vergangen seitdem.

Nach dem Mauerfall habe ich mir manchmal überlegt, ob ich noch einmal hinfahren soll. So gern würde ich die alte Stadt, den Fluss, die Kiefernwälder, den Strand, die Nehrung und alles wiedersehen. Aber gleichzeitig hatte ich eine Riesenangst davor. Ich würde die schöne Stadt, die zum Kriegsende fast vollkommen kaputtbombardiert wurde, bestimmt nicht wiedererkennen. Und jetzt, wo ich im Hospiz lebe, steht sowieso fest, dass ich da nicht mehr hinkomme. Macht nix, nö, denn ich wollte meine schönen Kindheitserinnerungen doch lieber behalten und nicht gegen die harte Realität austauschen. Das hätte alles im Nachhinein kaputt gemacht. Und das hätte ich nicht ertragen, denn so viele glückliche Jugendjahre hatte ich nun wirklich nicht.

Im Schnelldurchlauf: 1936 geboren, erst Breslau, Berlin und dann Ostpreußen, wo meine Eltern herkommen. In Königsberg wohnten wir bei meiner Oma. Schön war es, aber mit neun Jahren hörte meine Kindheit abrupt auf. Mein älterer Bruder wurde gezwungen, Königsberg „zu verteidigen" und kam mit 15 Jahren in russische Kriegsgefangenschaft. Wir mussten flüchten. Meine Mutter, meine Oma, ich und zwei meiner Geschwister. Mit dem Treck über das zugefrorene Frische Haff bei minus 14 Grad und dabei von Tieffliegern beschossen. Viele Bilder von Toten und Verletzten haben sich auf meiner Netzhaut eingebrannt. Leichen auf und unterm Eis, tote Augen die einen anstarren. Nur Angst. Noch heute kann ich kein Feuerwerk sehen, ohne an die Leuchtraketen erinnert zu werden und an den Tieffliegerbeschuss. Da dreht sich mir der Magen immer noch um. Irgendwann, eine gefühlte Ewigkeit später, dann eine Notunterkunft in einem Schweinestall in Schleswig-Holstein. Dann endlich Frieden. Aber trotzdem blieb man Flüchtling. Einmal Flüchtling, immer Flüchtling, und Flüchtlinge waren der letzte Dreck, wurden nie für voll genommen und bekamen immer die Schuld – auch wenn sie nichts getan hatten. Damit keine

Fragen aufkamen, woher ich komme und so, habe ich mich sprachlich auch immer wieder angepasst. Heute spreche ich mit einem Bremer Zungenschlag. Auch schön. Ich stehe zwar dazu, dass ich Ostpreuße bin, aber es war einfacher, das erst einmal zu vertuschen. In der Schule war ich gut, hab' sogar eine Klasse übersprungen, aber Freunde hatte ich keine. Wir gehörten nicht dazu. Aber konnten wir etwas dafür?
Das änderte sich erst, als ich nach meiner Lehre als Bäcker und Konditor in Bremen auf der „Möwe" anheuerte als Kochmaat. Ich hatte immer schon den Drang zur See – von Kindesbeinen an. Fragen Sie mich nicht warum, das war einfach so. Die ersten Monate habe ich jeden Tag Gemüse geputzt, die Kombüse geschrubbt und mindestens einen Rieseneimer Kartoffeln schälen müssen. Aber das hat mich nicht groß gestört, denn auf einmal gehörte ich zur Mannschaft, und an Bord standen alle füreinander ein. Endlich kein Flüchtling mehr! Bald wurde ich zweiter Koch.
Immer, wenn wir die südliche Ostsee befuhren, auf dem Weg nach Helsinki zum Beispiel, habe ich mich gewundert, was ich da auf einmal spürte. Ich hab auf hoher See Kiefernwälder gerochen. Ehrlich – und ich bin kein Spinnkopp. Ich fühlte mich einfach wohl in der Nähe des Längengrads, auf dem auch meine Heimat Ostpreußen liegt. Wieso und warum das so war, versteh ich bis heute nicht. Aber ein gutes Gefühl war es jedes Mal.
Und dann kam die Zeit der Großen Fahrt. Sechs Jahre lang kreuz und quer über die Weltmeere. Ich bin froh, dass ich die „alte" Seefahrt noch erleben durfte. Heute werden die Seeleute so oft ausgewechselt, dass man sich an Bord gar nicht mehr kennt. Ja, das war 'ne dolle Zeit. Ich weiß nicht, wie viele Stürme ich erlebt habe, wie viele Hafenstädte ich gesehen habe, geschweige denn wie viele Mahlzeiten ich zubereitet habe. Bei Sturm kochen, dabei schlingert man nur so durch die Kombüse und dann auch noch eine Rinderhälfte zerlegen, das muss ausgesehen haben! Also die Rinderkeule hängt am Haken, ich habe sie umarmt mit dem große Messer in der Hand, und wir haben im Rhythmus der Wellen getanzt, so lange, bis sie mustergültig entbeint war. Ach, ich könnte noch hundert lustige Geschichten von der Seefahrt erzählen. Aber Ernstes gab es natürlich auch, denn so romantisch, wie die Landratten es sich vorstellen, ist die Seefahrt beileibe nicht.
Mehrfach hab' ich erlebt, dass Besatzungsmitglieder auf hoher See starben, und dann gab es ein Seemannsbegräbnis. Der Leichnam wurde in ein Stück Persenning eingenäht, der Kapitän hielt eine Abschiedsrede, die Glocke läutete vier Mal, und dann wurde der Tote dem Meer übergeben. Alles sehr würdig. Da wird selbst der großmäuligste Seemann kleinlaut.

11

Für meine Beisetzung wünsche ich mir Ähnliches. Mein Sarg soll wie ein Schiffsrumpf vorn und hinten gebogen sein. Einfache Bretter mit Feder und Nut. Dann werde ich dem Feuer übergeben, und die Urne mit meiner Asche soll im Meer versenkt werden. Das wissen meine Kinder. Nee, nicht die Nordsee und nicht das Wattenmeer, die Ostsee soll es sein. Am liebsten natürlich auf „meinem" Längengrad: 20.5109500°.

Mit fast 30 hat es mich wieder ans Festland gespült. Ich hab geheiratet, zwei Kinder bekommen, bin lange nachts Taxi gefahren – auch das ein Kosmos für sich – und habe tagsüber Kurse an der Fernuniversität belegt. Alles was mich interessierte: Biologie, Mikroskopie, Virologie, Gesundheitswesen, Bibliothekswesen, ach und noch so einiges mehr. Das kam mir später gut zupass, als ich an der Universität Bremen gearbeitet habe. Die Kollegen wussten mich schon zu finden. Ich habe präpariert, seziert, Studienreihen begleitet und tausend Sachen mehr. Aber in meiner Freizeit zog es mich immer wieder aufs Wasser hinaus. Mein Segelboot hab ich Mizar getauft. Als Kind habe ich mir immer schon gerne Sterne am Nachthimmel angeguckt. Mizar ist der Name eines hellen Sterns am Großen Wagen. Das Boot war mein Zuhause; klein aber fein. Meine Wohnung in der Stadt war nur eine Außenstelle. Auch jetzt hier im Hospiz brauche ich nicht viel Platz. Das schöne Zimmer ist größer als meine Kajüte, und über meiner Koje hier hängt ein Foto von der Mizar. Leider werde ich wohl nie mehr segeln – höchstens im Weltall …

Bis vor kurzem hatte ich noch viele Pläne und fühlte mich bärenstark. Manches hätte ich vielleicht eher machen sollen. Wenn man Träume hat, sollte man sie nicht auf die lange Bank schieben, habe ich jetzt gelernt. Aber nun ja, was nicht ist, ist eben nicht. Denn dann kam der Krebs. Die Ärzte haben mir gesagt, ich könnte mein Leben verlängern, wenn ich mich bestrahlen lasse. Natürlich hätte ich das machen lassen können, aber die Lebensqualität, die wäre futsch gewesen; zu viele Risiken und Nebenwirkungen. Und dann vielleicht noch 'ne Operation und noch eine, Intensivstation, Schläuche überall und was weiß ich. Das alles möchte ich nicht mehr. Das wäre eine endlose Quälerei geworden. *„Nach langer, schwerer Krankheit"* heißt es dann später. Habe ich also dankend abgelehnt.

Meine Kinder wollten mich gerne in ihrer Nähe haben die letzte Zeit. Meine Tochter Iris wohnt in Darmstadt, mein Sohn Thomas hier. Er hat dafür gesorgt, dass ich einen Platz im Johannes-Hospiz bekomme. Bremen, die Weser, die Mizar, meine Freunde und Bekannte vermisse ich natürlich schon. Ich kannte Münster bisher eigentlich nur aus dem „Tatort". Aber man kann nicht alles haben, oder?

Das Schöne an meiner jetzigen Situation ist, dass der Kontakt zu meinen Kindern intensiver geworden ist. Sie sind bei meiner Ex-Frau aufgewachsen. Aber jetzt zeigt sich auf einmal, wie viele Ähnlichkeiten und gemeinsame Interessen da sind. Auch bei den Enkeln. Das freut mich sehr. Und ich weiß jetzt auch, dass ein Hospiz der beste Platz für Sterbende, wie ich einer bin, ist. Da kann kein Krankenhaus und keine Palliativstation mithalten. Sehr privat, fast wie ein Hotel mit Zimmerservice, und sehr freundliche Menschen, die Zeit für einen haben. Medizinisch gesehen topp! Da sind meine Ängste doch weniger geworden. Natürlich habe ich auch meinen Blues, meine schlechten Stunden. Vor allem nachts, wenn die Gedanken anfangen zu kreisen: Noch so viel Unerledigtes, und wie wird es zum Ende hin sein? Was ist wirklich hinter dem Horizont? Am liebsten wär mir das Walhalla, an das die Wikinger glaubten. Tagsüber kämpfen und abends gesellig zusammensitzen, Met und Bier trinken und Schweinebraten essen. Das wär doch was.
Aber Spaß beiseite: Man muss realistisch sein. Ich habe keine Zukunft mehr und kann jetzt auch Platz machen. Wenn es dann bald mal so weit ist, sag ich: Tschüss, adieu und au revoir. Oder frei übersetzt in der Seemannssprache: Leinen los und auf zum Horizont!

Ω

Wolfgang Gehrmann wohnte sechs Wochen im Johannes-Hospiz. Er wurde in der Woche nach unserem letzten Treffen zweimal noch für einige Stunden ins Krankenhaus gebracht, wo man seine Luftnot vorübergehend lindern konnte. Danach war er immer sehr froh, wieder ins Hospiz zurückkehren zu können. Sein letzter markiger Spruch einige Stunden vor seinem Tod war: „Hier verkümmert ein Genie“. Nachdem er – nach dem allerletzten Sturm – „seine Leinen losgelassen hat“, ist er bei Tagesanbruch ruhig zum Horizont gesegelt.

DANKE, PAPA!

Christine van den Berg (19)

Nach dem Abitur bin ich für ein Jahr nach Frankreich gegangen, um dort ein Freiwillig Soziales Jahr zu machen. Meine beiden älteren Schwestern, Charlotte und Clara hatten das auch getan – in Prag und in Washington D. C. –, und Papa meinte, dass es mir auch gut tun würde. Eigentlich wollte ich nicht wirklich weg, da Papa schon so krank war, aber er hat mich sehr ermutigt, es doch zu machen. Und so kam ich nach Paris und habe dort für Aktion Sühnezeichen gearbeitet. Im Büro der Organisation Les petits frères des Pauvres hauptsächlich, da habe ich für alte vereinsamte Menschen Besuchsdienste, Ausflüge und Feste organisiert und ab und zu auch im Begegnungscafé ausgeholfen und selbst Hausbesuche gemacht. Wichtig dabei war immer der Generationsdialog. Es waren sehr unterschiedliche Menschen, die ich auf diese Weise kennengelernt habe, aber fast alle hatten einen Krieg erlebt, irgendwo, irgendwann, und das hat mich doch sehr berührt. Bewegende, schöne und gleichzeitig auch schwierige Zeiten waren das für mich, aber rückblickend kann ich nur sagen: Du hattest Recht, Papa, es hat mich stärker und eigenständiger gemacht und meinen Blick auf die Welt geweitet. Und Du wolltest bestimmt auch, dass ich die letzte Verschlimmerung Deiner Krankheit nicht so hautnah mitbekomme. Oder?

Als ich 13 war, ist unsere Mutter von zu Hause ausgezogen. Das war einerseits schlimm, andererseits eine Erleichterung. Sie war seit Jahren schon suchtkrank, und die ganze Familie litt darunter. Ich konnte zum Beispiel nie Freundinnen zu uns nach Hause mitbringen und habe damals schon Aufgaben übernommen, die bestimmt nicht kindgerecht waren. Unser Vater hat aber viel aufgefangen und die Familie zusammengehalten. Er hat uns immer das Gefühl gegeben, dass wir drei Töchter und er eine starke Einheit bilden. Und so war es auch. Er war immer für uns da, hat aber auch immer wieder gesagt, dass wir unsere eigenen Wege gehen sollten. Clara hat bald danach schon das Haus verlassen, und Charlotte zog zwei Jahre später aus. Da waren Papa und ich alleine. Na ja, nicht ganz, denn Birgit, seine Freundin, kam am Wochenende immer zu uns. Das war schön, da haben wir es uns so richtig gemütlich gemacht. Darauf habe ich mich die ganze Woche schon gefreut. Birgit kann eine wunderbar harmonische Atmosphäre schaffen. Sie hat immer selbst gebackenen

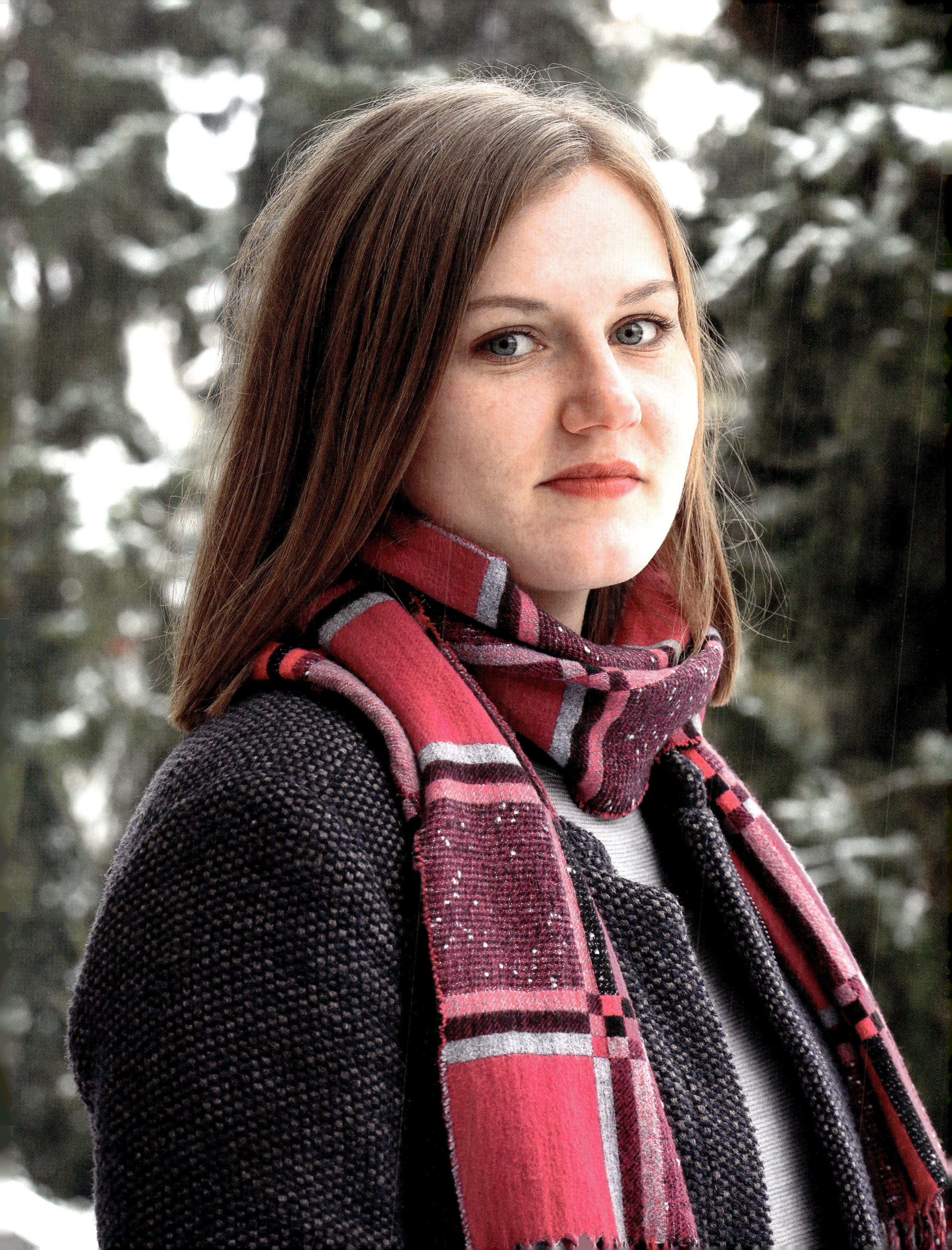

Kuchen mitgebracht, und wir haben unser Zusammensein richtig genossen. Als ich dann etwa 16 war, fand ich das allerdings auf einmal nicht mehr so gut. Da habe ich rebelliert. War es die Pubertät? War es Eifersucht? War es die Angst, Papa zu verlieren? Von allem etwas, denke ich im Nachhinein. Auf jeden Fall habe ich geklammert, wollte Papa am liebsten nur für mich haben, denn ich hatte auf einmal riesige Ängste. Eine Therapie hat mir geholfen, damit besser umzugehen. Birgit ist jetzt wichtiger denn je in meinem Leben. Sie hat unseren Vater die ganzen fünf Jahre durch seine Krebskrankheit hindurch begleitet, war ihm und uns eine Stütze, und auch jetzt ist Birgit die Frau, die uns mit Papa verbindet und die uns wertvoller ist als alle anderen Menschen um uns herum. Für sie war es bestimmt auch sehr schlimm, dass ihr neuer Lebenspartner Andreas – unser Papa – kurz nachdem sie ihn kennengelernt hatte, unheilbar krank wurde. Aber beide sind die fünf Jahre, die sie zusammen noch hatten, immer positiv mit der Krankheit umgegangen und waren sehr, sehr glücklich miteinander. Es war die große Liebe, das konnte man spüren. Birgit war immer an seiner, aber auch an unserer Seite.

In der Schule gab es zum Glück keine Probleme. Ich hatte immer recht gute Noten. Als aber unsere Familie zerbrach, war mir das alles auf einmal nicht mehr so wichtig. Da wollte ich eher das Leben genießen als Supernoten schreiben. Papa hat das verstanden. Es gab keinen Druck. „Wir beide sind ein gutes Team", hat er immer gesagt. Über seine Krankheit haben wir nie viel gesprochen. Ich wusste davon, habe es aber nicht so sehr an mich rangelassen. Ehrlich gesagt, habe ich bis zuletzt – auch noch, als er schon im Hospiz war – geglaubt oder glauben wollen, dass er es schafft. Vielleicht nicht mehr ganz gesund zu werden, aber zumindest noch einige Jahre weiterzuleben. Er hat immer Optimismus verbreitet, war immer zufrieden und hat, wie soll ich sagen, eine beruhigende Zuversicht ausgestrahlt.

Gerade hatte ich mich in Paris etwas eingelebt, als Charlotte mich anrief, dass es Papa sehr schlecht gehe und ich sofort nach Hause kommen sollte. Ich habe mich furchtbar erschrocken, als wir uns wiedersahen. Er hatte so viel abgenommen und sah auf einmal schwerkrank aus. Aber er hat sich wenig anmerken lassen und uns immer gut zugeredet. „Ich glaube fest an euch", hat er gesagt, „ihr werdet euch, wenn ich nicht mehr da bin, wieder fangen und euer eigenes Leben in die Hand nehmen, daran glaube ich ganz fest. Ihr schafft das!" Ich wollte daheim bleiben, um ihn zu pflegen, aber das wollte er partout nicht. In der Zeit habe ich sehr viel geweint, nachher in Paris auch. Alles war so dunkel in mir. Aber alle dort hatten Verständnis und haben versucht zu helfen und mich abzulenken. Zwei Monate später musste

ich wieder nach Hause fliegen. „Papa wird bald sterben", hat Clara mir am Telefon gesagt. Als ich nach einer gefühlten Ewigkeit endlich bei ihm war, war er schon sehr schwach, hat aber immer wieder darauf bestanden, dass ich mein Freiwillig Soziales Jahr zu Ende mache. „Christine", hat er gesagt: „Keine Widerrede. Du gehst zurück nach Paris. Das versprichst Du mir!" Wir hatten alle zusammen noch eine Woche zu Hause mit intensiven Gesprächen. Diese letzte Woche mit Papa wird mir immer sehr lebhaft in Erinnerung bleiben. Oft denke ich daran zurück mit Glücks- und Trauergefühlen gleichzeitig.
Wenige Tage später wurde Papa ins Hospiz gebracht, und dann ging alles sehr schnell. Ich habe mich manchmal neben ihn gelegt mit meinem Kopf auf seiner Schulter, damit er spürt, dass ich da bin, aber ich musste immerzu weinen. Das Hospiz habe ich nur als ein schönes Haus empfunden mit einer guten Atmosphäre, aber Papa war zu kurz da, als dass ich alles bewusst wahrgenommen hätte. Eigentlich erinnere ich mich nur daran, dass das Pflegeteam und die Ärztin ihn immer respektvoll behandelt haben, ihn immer angesprochen haben, ihn immer gefragt haben, ob dies oder jenes für ihn in Ordnung sei – obwohl er nicht mehr antworten konnte. Das fand ich gut. Und der leckere selbstgebackene Kuchen dort hat mich zwischendurch irgendwie ein wenig getröstet. Das hört sich blöd an, ich weiß, aber es war so.
In der Nacht ist Papa gestorben, hinübergedämmert ohne Schmerzen. Wir waren alle nicht dabei, nein. Für ihn war das vielleicht auch besser so. Für mich wahrscheinlich auch. Es gab eine kleine Abschiedsfeier im Gedenkraum, wo jeder eine Kerze angezündet hat. Ich wollte nur etwas ganz Kurzes sagen und konnte die Worte fast nicht aussprechen. Das hat mich so viel Kraft gekostet, aber ich hab es geschafft. „Papa", habe ich gesagt, „Papa ...". Na ja, dass ich ihn liebe und ihm danke und so. Er hat ja auch so gut und liebevoll für uns gesorgt. Auch über seinen Tod hinaus. Wir waren ihm das Wichtigste auf der Welt – zusammen mit Birgit.
Die nächsten Tage und die Beisetzung sind so an mir vorbeigerauscht. Wir drei Schwestern haben viel Zeit miteinander verbracht, zusammen im Bett gelegen, uns schöne Sachen von Papa erzählt und geweint, immer wieder geweint. Bis Charlotte und Clara wieder nach Berlin gegangen sind und ich nach Frankreich abreisen musste.
Paris hat mir in meiner Trauer dann doch gutgetan, das hat Papa bestimmt vorhergesehen. Nach dem zweiten halben Jahr dort habe ich, zurück in Münster, erst einmal angefangen zu studieren: Italienisch und Französisch. Einerseits tut es mir gut, wieder hier zu sein in unserer Wohnung und bei Birgit. Andererseits erinnert mich so vieles

an Papa, und das kann ganz schön wehtun. Zum nächsten Sommersemester würde ich gern nach Berlin wechseln, wo meine beiden Schwestern schon länger studieren. Mein liebstes Hobby, Modern Dance und Jazzballett, könnte ich in Berlin als Uni-Sport auch weiter machen, und wir würden uns häufiger sehen, viel häufiger als jetzt. Das wäre schön, denn wir haben doch nur noch uns. Aber dann wäre Birgit natürlich wieder weit weg, und ich würde sie doch sehr vermissen. Sie sagt aber immer, dass sie möchte, dass wir glücklich und zufrieden sind, wo auch immer. Mal sehen, was passiert. Ich bewerbe mich jetzt erst einmal für einen Studienplatz in Berlin, oder vielleicht doch im Ausland?

Papa ist …, eh, war Architekt. Er hat mir immer viel gezeigt, erklärt und beigebracht. Ich liebe die Musik, die er liebte, und höre sie mir gern an. Die Dire Straits zum Beispiel. Dann kommen mir oft die Tränen, aber das ist dann eben so. Er war Realist und Optimist und stets der Ruhepol unserer Familie. Einmal hat er mir ein Armbändchen mit einem kleinen Schutzengel daran geschenkt. Das trage ich jetzt immer, wenn ich Klausuren schreibe oder etwas Wichtiges vorhabe. Sein schönes Portemonnaie liegt hier zu Hause in einer Schublade. Ich benutze es fast nie – ich habe viel zu viel Angst, es zu verlieren …

Ein Jahr ist das nun schon her. Ein Jahr ohne ihn. Er ist nur 55 Jahre alt geworden. Clara, Charlotte und ich haben zusammen mit Birgit und ihren Kindern, mit denen wir uns sehr gut verstehen, dieses Jahr wieder Weihnachten gefeiert. Das war richtig schön. Wir haben auch viel über Papa gesprochen, Erinnerungen an früher ausgetauscht und so. An seinem Todestag waren wir alle zusammen auf dem Friedhof. Sein Grab ist schlicht, wie er es sich gewünscht hat, aber es ist nicht der erste Ort, wo ich hingehe, wenn ich an ihn denken möchte. Dort kann ich es nicht immer aushalten. Lieber denke ich an die Spaziergänge, die wir früher zusammen gemacht haben und die ich jetzt alleine mache, um gedanklich nahe bei ihm zu sein.

Das Wichtigste für mich war, dass ich mich mit Papa immer über alles unterhalten konnte. Gefühlte tausend Stunden haben wir am Küchentisch gesessen, Kaffee getrunken und über Gott und die Welt geredet. Man konnte über alles mit ihm sprechen. Er war ein guter Zuhörer und ein kluger Ratgeber. Immer sitze ich noch gern in unserer Küche mit seinem Kaffeebecher in den Händen und denke an ihn. Ich hab ihn irre lieb gehabt. „Bisi" hat er mich oft genannt. Jetzt nennt mich niemand mehr so. Du fehlst mir, Papa. Du fehlst mir so sehr!

DER MARATHONLÄUFER

Michael Roes (53)

Eigentlich wollte ich Bauer werden. Mein Herz hing an der Landwirtschaft. Und das ist irgendwie immer noch so, wenn ich ehrlich bin. Direkt an der holländischen Grenze bin ich als eines von sechs Kindern – vier Brüder und eine Schwester – auf einem Bauernhof aufgewachsen. Mein ältester Bruder wollte den Hof nicht übernehmen, und ich hätte es gern gemacht. Aber wie es Tradition war, ging es der Reihenfolge nach und der Zweitälteste war dran. Darüber musste nicht geredet werden. Zwar war das eine große Enttäuschung für mich, aber ich habe es nicht hinterfragt und es akzeptiert: So war's nun einmal. Bei uns ging alles immer pragmatisch zu und ohne große Diskussionen. Vielleicht weil auch nicht viel Zeit zu verschenken war. Und es ist, denke ich, auch einer meiner Wesenszüge, Unabänderliches anzunehmen.

Wir lebten in einer Großfamilie, ein Zehn-Personen-Haushalt, zusammen mit den Großeltern. Es gab Land- und Viehwirtschaft, und jeder hatte seinen Platz und seine Aufgaben. Wir Kinder hatten nach der Schule unsere eigenen Orte, Geheimnisse und Abenteuer. Wir waren frei und oft außerhalb des Blickfeldes der Eltern. Diskutieren und reden bot sich selten an. Meine Mutter stand um fünf Uhr morgens auf: Kinder, Haushalt, Küche, Selbstversorgerhof und Garten – da hat sie auch heute mit fast 80 Jahren noch reichlich zu tun. Mein Vater war tagsüber draußen und oft bis spät in den Abend beschäftigt. Seit ich mich erinnern kann, wurde der Betrieb immer weiter vergrößert. Ruhige Phasen gab es kaum, es war immer etwas los. Das hat mich fasziniert, und ich war gerne mittendrin. Nur ein Mal haben wir alle zusammen einen einzigen Urlaubstag an der holländischen Küste verbracht. Morgens in aller Herrgottsfrühe hin, einen herrlichen Tag am Strand, und abends wieder zurück. Jetzt führt mein Bruder den Betrieb, und ich leite das Johannes-Hospiz.

Dass ich eine Ausbildung im Pflegebereich gemacht habe, war im Grunde dem Zufall geschuldet. Der Vater eines Mitschülers war Krankenpfleger und hat mir davon sehr eindrücklich erzählt. Das hat mein Interesse geweckt, und ich habe mich entschieden, eine Berufsausbildung in diesem Bereich zu machen.

Aber ich greife vor. Bis zu meinem zehnten Lebensjahr hatte ich eine behütete Kindheit. Wir waren immer draußen auf dem Hof und in der Natur, und ich konnte

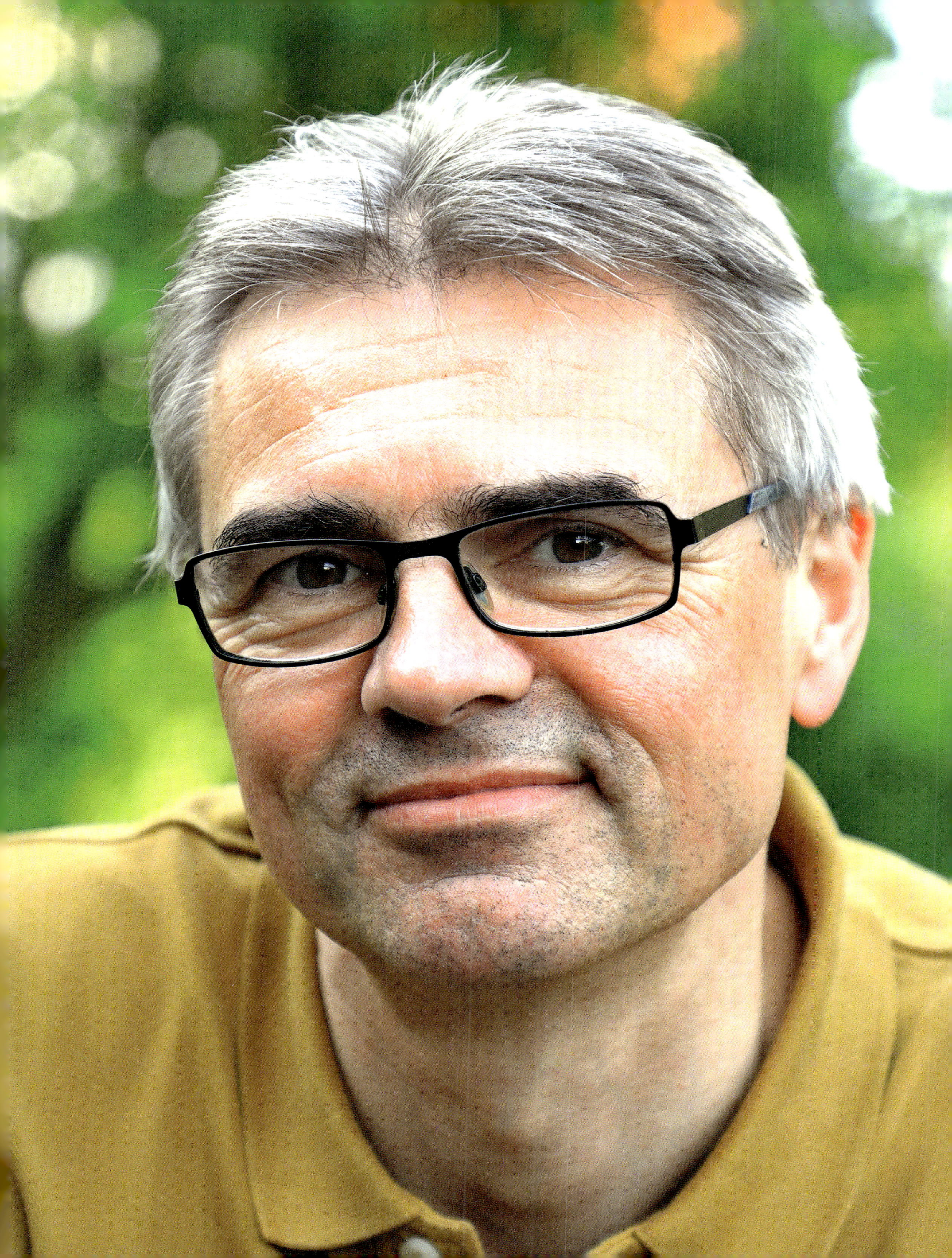

mir ein anderes Leben gar nicht vorstellen. Aber als dann der Schulwechsel anstand und ich eine Empfehlung fürs Gymnasium bekam, bin ich auf ein Internat gekommen, denn der Schulweg zur nächsten Höheren Schule war einfach zu weit. Ohne dass ich es je als Bruch empfunden hätte, fing von jetzt auf gleich etwas ganz Neues an. Fast neun Jahre war ich auf diesem Internat am Niederrhein, und es war eine gute Zeit. Wirklich beeindruckend und spannend. Es eröffnete sich mir eine völlig andere Welt, eine Welt mit vielen neuen Perspektiven: Nicht nur an Lerninhalten, sondern auch an Kultur, Literatur, Kunst, Sport, Theater, Musik und Freizeitgestaltung jeglicher Art. Jeder braucht Menschen, die einen begeistern können, und die habe ich dort gefunden. Zum damaligen Zeitpunkt war es ein reines Jungeninternat. Ich habe viel Sport gemacht, war Mitglied in einer Pfadfindergruppe und entdeckte durch den engagierten Kunstunterricht die Malerei für mich. Und so zeichne und male ich immer noch dann und wann – wenn ich Muße dazu habe. Es ist ein Ausgleich, und ich kann mich über meine Malerei ausdrücken. Das ist nach so vielen Jahren bis zum heutigen Tag eine große Freude.

In der elften Klasse wurde ich zum Tutor ernannt. Man traute mir zu, jüngere Schüler zu begleiten und Verantwortung in der Hausgemeinschaft zu übernehmen. Ich habe das gern gemacht und als Ehre empfunden. Leider haben meine schulischen Leistungen darunter zu sehr gelitten, ich war ja nie wirklich fleißig. Und als Tutor hatte ich noch mehr Gründe, die mich vom Lernen abhielten. Ich habe es einfach nicht zusammenbekommen, Tutorschaft und Schule. Irgendwann musste ich mir dann leider eingestehen, dass ich das Abitur wahrscheinlich nicht schaffen würde – hatte ich doch zu Beginn der Mittelstufe bereits eine „Ehrenrunde" gedreht. Als ich an dem Punkt angelangt war, habe ich für mich die Konsequenzen gezogen und angefangen, einen Ausbildungsplatz zu suchen und zwar als Krankenpfleger. In den Osterferien habe ich ein Praktikum in einem Krankenhaus absolviert, um zu schauen, ob das tatsächlich das Richtige für mich sein könnte, und es gefiel mir.

Dann fing wieder ein ganz anderes Leben an. Krankenpflegeausbildung in einem strengen, von Nonnen geführten Haus, wo noch sehr hierarchische Strukturen herrschten. Die ersten Monate waren nicht einfach für mich. Schulisch und pflegerisch war es kein Problem, aber da ich neun Jahre lang auf dem Internat kaum Kontakt zu Mädchen gehabt hatte, war es nicht einfach, mich in einer Gruppe von 30 Frauen und nur drei Männern zurechtzufinden. Ich war mit Frauen nicht sozialisiert und musste das erst nachholen. Das hat aber nicht sehr lange gedauert.

In der Ausbildung sollten wir verinnerlichen, dass Pflegen ein dienender Beruf ist, dass man nicht widerspricht und Hierarchien nicht in Frage stellt. Das habe ich hingenommen, was blieb mir auch anderes übrig. Aber als ich danach meinen Zivildienst in einer Klinik in Münster gemacht habe, tat sich mir ein viel komplexeres Berufsbild auf. Da gab es eine deutlich andere Grundhaltung, größere Eigenständigkeit, mehr Selbstbewusstsein, ein ganzheitlicher Anspruch. Ich hatte schnell das Gefühl, einiges nachholen zu müssen und weiter lernen zu können. Insgesamt zehn Jahre bin ich dort geblieben, davon fünf als stellvertretender Stationsleiter. Danach war ein Wechsel fällig, hatte ich doch den Wunsch nach mehr Verantwortung und nach einem System, wo die Medizin nicht so sehr dominiert. So wurde ich Pflegedienstleiter in einer Altenpflegeeinrichtung – sieben Jahre lang.

Eines Tages las ich die Stellenausschreibung für den Leiter des Johannes-Hospizes. Frau Hückelheim, die damals kommissarische Hospizleiterin war, kannte ich noch von unserer gemeinsamen Pflegeausbildung. Sie hat meine Bewerbung unterstützt. Und so habe ich im Sommer 2002 hier im Hospiz angefangen. Ich glaubte gut vorbereitet zu sein, schließlich hatte ich bereits viel Berufserfahrung, war vertraut mit den verschiedenen Krankheitsbildern und kannte die Herausforderungen der Angehörigen- und Ehrenamtlichenarbeit. Aber da hatte ich mich doch getäuscht.

Auch privat hatte sich in der Zwischenzeit viel getan. Meine erste Frau und ich bekamen zwei Jahre nach der Hochzeit unseren Sohn Jan-Henning, der leider viel zu früh geboren wurde. Er hatte eine schwere Hirnblutung, außerdem waren seine Lungen noch nicht ausgereift, und er musste künstlich beatmet werden. Wir haben mit dem Schlimmsten gerechnet, aber unser Sohn wollte leben! Nach drei bangen Monaten konnten wir ihn mit nach Hause nehmen, zusammen mit einem Gerät, dass die Atmung überwachte, da Frühgeborene sehr anfällig für den plötzlichen Kindstod sind. Es gab keine Nacht, in der dieses Gerät nicht Alarm geschlagen hat. Zwar waren es immer nur Fehlalarme, aber Sie können sich vorstellen, wie zermürbend diese Zeit für uns Eltern war. Jan-Henning hat erst spät laufen gelernt, da seine rechte Seite durch die Hirnblutung zum Teil gelähmt war. Er war und blieb, auch als sein gesunder Bruder Steffen geboren wurde, das Kind, das am meisten Aufmerksamkeit und Förderung brauchte. Für Steffen war das nicht immer einfach; er musste häufig zurückstecken. Er entwickelte sich zwar mühelos, wurde aber durch die Probleme seines älteren Bruders etwas gebremst. Man ist mehr bei dem, der mehr braucht, und dann bekommt der andere weniger. Dafür gibt es wahrscheinlich keine Lösung.

Wir haben geglaubt, dass wir das gut im Blick hätten, aber die eigene Wahrnehmung ist doch immer selektiv. Heute kann Steffen Gott sei Dank darüber sprechen. Zwar können wir nichts von dem, was er gebraucht hätte, nachholen, aber das, was er zu leisten hatte, wenigstens im Nachhinein würdigen.

Schauen Sie, ich erzähle immer noch viel mehr über Jan-Henning als über Steffen, der seinen Weg ja relativ unproblematisch gegangen ist und jetzt Wirtschaftspsychologie studieren möchte. Für Jan-Henning sind wir umgezogen, um in der Nähe eines der ersten integrativen Kindergärten in Münster zu wohnen. Er ist ein eher introvertierter Mensch, aber er hat sich gemacht – und wie! Mir kommen die Tränen, wenn ich darüber erzähle. Er hat seinen eingeschränkten Hauptschulabschluss absolviert. Sie können sich gar nicht vorstellen, wie stolz wir waren! Dann hat er seine Ausbildung zum Landwirt mit einer Zwei vor dem Komma geschafft und zwei Jahre später noch die Meisterprüfung. Das war unglaublich. Nach all den vielen Ängsten und Sorgen kann man nur dankbar sagen: Wir haben Glück gehabt mit den Menschen, die ihn gefördert und gefordert haben. Es waren gute Fügungen. Wenn ich heute zurückblicke, dann waren die meisten Tage so ausgefüllt, dass man nur auf Morgen schaut, vielleicht noch auf Übermorgen – wie im Hospiz auch. Man denkt nicht: „Was ist in zehn Jahren?" Sich auf das Morgen zu konzentrieren, damit kann man Krisensituationen besser bewältigen, denke ich.

Vor fünf Jahren haben meine erste Frau und ich uns getrennt. Auch da haben wir Schritt für Schritt versucht, die besten Lösungen für alle zu finden. Dass das nicht hundertprozentig glücken kann, ist logisch, aber ich denke, wir haben es gut hingekriegt. Die Kinder konnten in ihrer vertrauten Umgebung wohnen bleiben, und das erste „getrennte" Weihnachtsfest haben wir alle zusammen gefeiert. Es gab viele glückliche Fügungen auch in dieser Zeit. Geblieben ist mehr als der gegenseitige Respekt, wir können die gemeinsame Geschichte wohlwollend und ehrlich anschauen.

Seit 15 Jahren arbeite ich nun als Leiter des Johannes-Hospizes. Wie schon erwähnt, war es doch ein wenig naiv zu denken, dass die Leitung eines solchen Hauses „mit links" zu schaffen ist. Ich war ja eine viel größere Einrichtung gewohnt und glaubte, dass mir inhaltlich wenig Neues begegnen würde. Tatsächlich war es so, dass die Arbeit in organisatorischer Hinsicht gut zu schaffen war. Aber alles Andere unterschied sich so ganz von dem Arbeitsfeld in der Altenpflege, in dem ich vorher gearbeitet hatte. Dort hatte ich als Pflegedienstleiter indirekt zwar auch mit Sterben und Tod zu tun, war aber in erster Linie für die Begleitung der Pflegenden auf der Organisationsebene zuständig. Was ich unterschätzt hatte, war das, was ein Hospiz ausmacht.

Ich musste lernen, dass nicht wir als Hospizmitarbeitende eine Lösung für das haben, was gut und richtig ist, sondern dass die Kranken diese Lösung nur selber – oft mit Mühe – finden können. Zu warten und erst recht dann das Ergebnis zu akzeptieren, ist manchmal verdammt schwer. Wir wollen Begleiter sein auf dem letzten Weg, den ein Mensch geht; medizinisch, pflegerisch und seelsorglich.

Was die Aufgabe eines Hospizes ist, vergleiche ich gerne mit der Situation eines Marathonläufers auf seinen letzten Kilometern: Diese sind schwer, teilweise sehr schwer zu bewältigen. Aber wenn man jemanden hat, der mitläuft, der Wasser reicht, vielleicht einen „Energieriegel", der Mut macht und gut zuredet, dann wird es etwas leichter. Das ist für mich ein anschauliches Bild. Und wir sind eben diejenigen, die das letzte Stück Weg des Lebensmarathons begleiten.

Viele Mitarbeiter im Haus haben große Erfahrung und wissen sehr genau, was jeweils zu tun ist. Vieles von dem, was ich im Laufe der Zeit an gut gemeinten Neuerungen vorgeschlagen habe, wurde kritisch hinterfragt, und das war und ist auch gut so. So bleibe ich Lernender. Die Atmosphäre im Haus ist so anders, als ich es bis dahin kannte. Für mich bedeutete das in der Anfangsphase: Viel aufmerksamer und bewusster zuhören, fragen, warten, abgleichen, lernen, neugierig bleiben. Es galt, die gute Hospizkultur zu erhalten, und das gilt natürlich jetzt immer noch.

Wir sind Teil des Gesundheitssystems und können heute, verglichen mit der Anfangszeit vor 18 Jahren, mit einem anderen Selbstbild an die Öffentlichkeit treten. Auch die Palliativmedizin hat sich Gott sei Dank weiterentwickelt; so ist zum Beispiel die palliative Sedierung als eine Behandlungsoption hinzugekommen. Damit kann den Menschen tatsächlich versprochen werden, dass ihr Leid in jeder Phase auf ein erträgliches Maß reduziert werden kann. Nach wie vor berührt es mich, wie durch die Selbstverständlichkeit und Transparenz, mit der wir unsere Arbeit tun und dem Sterben begegnen, unsere Bewohner und die Angehörigen und Freunde anfangen, ihre „Türen nach innen" zu öffnen. Dass Menschen von unserer Begleitung etwas mit nach Hause nehmen, es gar weitertragen.

Mein Aufgabengebiet besteht aus verschiedenen Feldern. In erster Linie ist da der Kontakt mit unseren Bewohnern und deren Angehörigen zu nennen. Ich koordiniere die Neu-Aufnahmen im Hospiz. Auch bin ich zuständig für die relativ große Gruppe von ehrenamtlichen Mitarbeitern und bringe die Fäden zwischen Hauswirtschaft, Pflege und Ehrenamt zusammen. So steuere ich den Gesamtprozess im Hospiz – auch nach außen hin. Ebenso ist es mein Part, das kaufmännische Tagesgeschäft zu erledigen. Ein Teil der Öffentlichkeitsarbeit gehört ebenfalls zu meinen Aufgaben. Pro

Jahr kommen etwa 40 Besuchergruppen – oft auch Schulklassen. Sie werden durch unser Haus geführt, und daran schließt sich ein ausführliches Gespräch an. Natürlich gibt es auch immer wieder zeitlich begrenzte neue Aufgaben und Projekte. Und last but not least kümmere ich mich zusammen mit unserer Pflegedienstleiterin natürlich auch um die Personalbeschaffung und -betreuung.

Viele unserer Mitarbeiter sind schon sehr lange hier tätig. Das geht aber wohl nur dann, wenn man verinnerlicht hat, dass Brüche im Leben, Krisensituationen, schwierige oder gescheiterte Beziehungen, ungewöhnliche Lebensläufe, Verluste und Ängste zum Leben dazugehören. Nur in dem Bewusstsein, dass viel vermeintlich Unnormales ganz selbstverständlich ein Teil des Lebens ist und sein Recht hat, können wir entsprechend reagieren und unseren Bewohnern so begegnen, wie der Einzelne es braucht und von uns wünscht.

Was ich mir für mich wünsche, wenn das Ende des Lebens naht? Eigentlich nur eines: eine Krankheit, die mir die Zeit gibt, Dinge noch zu ordnen und Abschied zu nehmen. Abschiednehmen bedeutet für mich auch, dass Menschen, die mir nahestehen, Zeit bekommen, diesen Abschied zu verstehen und zu verinnerlichen. Das gilt eben für beide Seiten. Schön wäre Versöhnung, sofern nötig. Schön wäre, Unvollendetes zulassen zu können. Schön wäre auch, wenn man in Ruhe noch einmal zurückblicken und sich erinnern könnte. Das wäre für mich ein großes Glück.

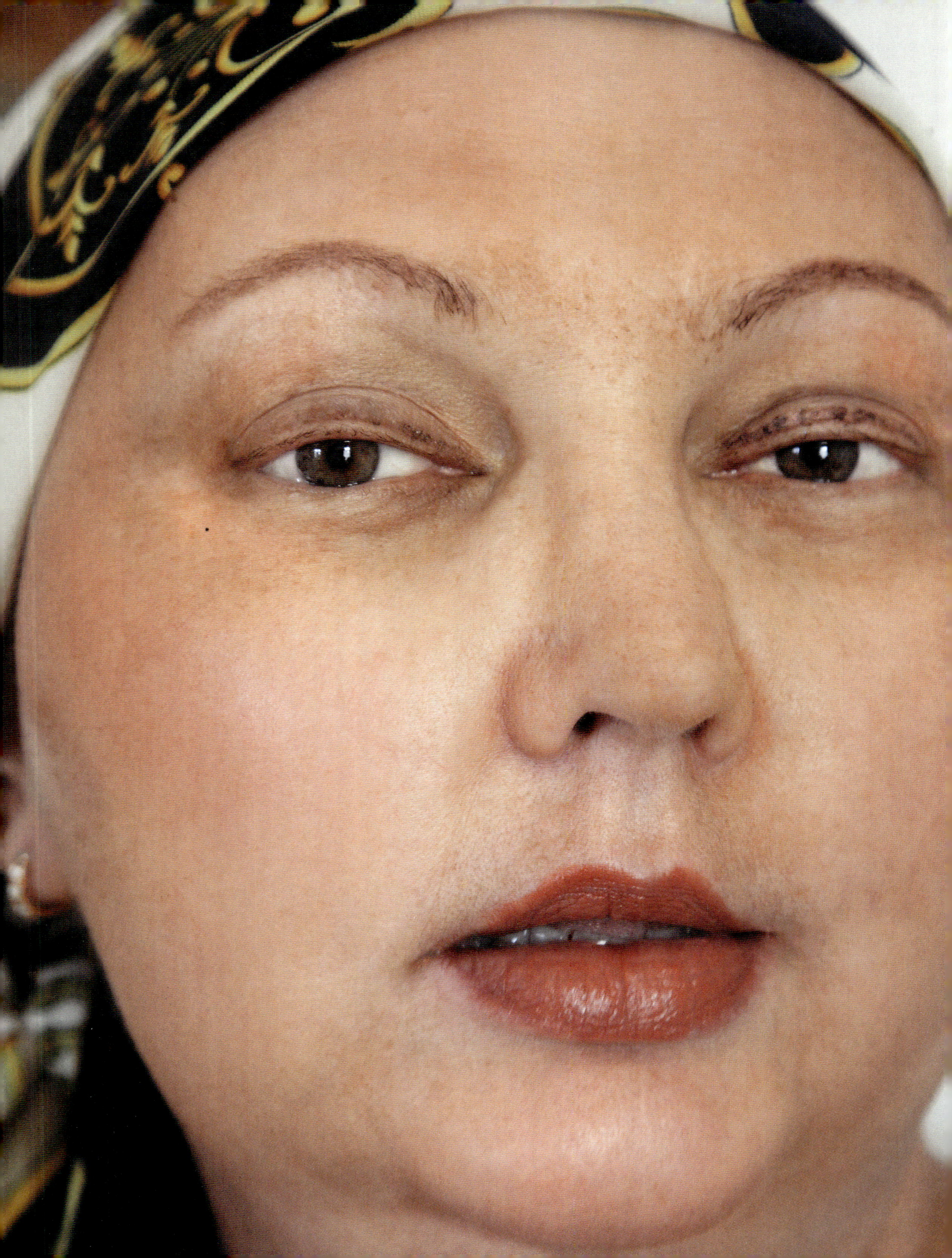

WEINEN UND LACHEN

Helena Schmidt (50)

Eigentlich heiße ich Elena, aber als ich mit meiner Familie 1993 nach Deutschland kam, hat der zuständige Beamte gesagt: „Dieser Name ist hier nicht bekannt", und so wurde ich zu Helena. Na ja, das macht mir nicht so viel aus, denn meine Lieben nannten mich schon immer Lena, aber es hat mir gezeigt, dass Deutschland doch nicht so tolerant ist. Wie kann man jemandem seinen Namen wegnehmen?

1965 bin ich in der damaligen UdSSR geboren. In Kirgisien. Das Land grenzt an China, also ziemlich weit östlich von Deutschland aus gesehen. Alles ist dort anders als hier, das Klima, die Menschen, die Landschaft, das Essen, eben einfach alles. Meine Kindheit war schön. In den Ferien immer draußen, im Sommerlager am See. Herrlich. Ich bin in eine russische Schule gegangen und habe nach dem Mittelschulabschluss erst einmal eine Ausbildung zur Krankenschwester gemacht. Ich hatte vor, später weiter zu lernen und danach zu studieren – meine Noten waren sehr gut, und ich wollte immer schon Frauenärztin werden. Aber wie es manchmal mit Plänen so ist … Trotzdem habe ich in den letzten Jahren in Kirgisien mit sehr viel Freude als Anästhesie-Schwester gearbeitet.

Als ich meinen Mann Sascha kennenlernte, war es Liebe auf den ersten Blick – von seiner Seite. Bei mir hat es etwas länger gedauert … Er ist ein guter Mensch und gehört zu der Bevölkerungsgruppe der Russlanddeutschen. Seine Vorfahren sind vor langer Zeit nach Russland ausgewandert, weil sie dort Religionsfreiheit und Arbeit zugesagt bekamen. Mein Mann ist evangelisch, aber ich bin russisch-orthodox. Im Zimmer hier im Hospiz hängen meine Ikonen, denn mein Glaube bedeutet mir sehr viel. Ich bete jeden Tag und danke Gott, dass ich hier im Johannes-Hospiz sein darf. Ich bete für meine Gesundheit und für alle, die es schwer haben, auch für meinen Mann natürlich und für unsere Tochter Jana, meine Dewatschka. Sie ist ein Engel! 26 Jahre alt und so fürsorglich, so verständnis- und liebevoll. Oi, oi, oi, wie gerne würde ich es noch erleben, Enkelkinder in den Armen halten zu dürfen. Ich möchte und werde gegen meine Krankheit ankämpfen, so lange ich kann. Mal sehen …

Der Ursprung meiner Krebserkrankung könnte vielleicht auch mit den Todesfällen in meiner Familie zusammenhängen. Das fing an, als ich noch jung war. Mein älterer

Bruder musste sterben, weil er nicht die richtigen Medikamente bekommen hat. Ein sinnloser Tod, der mich sehr erschütterte! Kurz nach der Perestroika, als das Leben in Kirgisien immer schwieriger wurde, erkrankte mein Vater schwer. Ich war schwanger mit unserer Tochter, und als ich im Wochenbett lag, starb er. Zu seiner Beerdigung konnte ich deshalb nicht gehen. Das war schrecklich für mich, ist immer noch ein Albtraum. Ich konnte nicht bei ihm sein. Wie viele Tränen habe ich vergossen ... Das waren Schicksalsschläge, die ich so schnell nicht überwinden konnte.

Ja, und dann kam die Auswanderung nach Deutschland. Meine Tochter war noch klein. Nach vielen, vielen Formalitäten, die eine gefühlte Ewigkeit dauerten, durften wir endlich nach Deutschland ausreisen. Die Familie meines Mannes wohnte damals schon in Soest. Sie waren bereits früher ausgereist und sprachen Deutsch, das war eine große Hilfe. Wir sprachen kein Deutsch, aber hatten in Kirgisien zum Glück ein wenig Englisch gelernt, so dass wir uns zumindest etwas verständigen konnten. Alles war schwierig, aber wir haben uns Mühe gegeben. Von Anfang an Deutsch gelernt, uns angepasst, erst einmal jede Tätigkeit angenommen. Mein Mann hat in seinem Beruf dann schnell Arbeit gefunden. Also mussten wir zum Glück nie Sozialhilfe in Anspruch nehmen. Nach einigen Wochen im Durchgangslager Unna-Massen durften wir auch nach Soest ziehen; in eine Notwohnung. Dreizehn Quadratmeter für drei Personen. Nicht so einfach. Doch dann bekamen wir eine Dreizimmerwohnung in einer ehemaligen belgischen Kaserne. Ich habe jahrelang als Putzfrau gearbeitet, weil meine Ausbildung hier nicht anerkannt wurde. Aber irgendwann machte mich jemand darauf aufmerksam, dass man das nachholen kann, und nach einem Anerkennungsjahr im Krankenhaus konnte ich wieder in meinem Beruf arbeiten. Ich war so froh! Zuletzt habe ich Nachtwachen gemacht in einem Pflegeheim. Harte Arbeit – aber das war ich ja gewohnt.

Also, wir hatten uns hier eingelebt und waren zufrieden. Unsere Tochter Jana geht mittlerweile hier ihren Weg, und der Rest ist schnell erzählt. Meine Mutter starb 2010 an einem Schlaganfall – und ich konnte nicht an ihrer Seite sein. Das Schlimmste für mich! Vor zwei Jahren dann wurde bei mir ein aggressiver Brustkrebs festgestellt. Und das war erst der Anfang. Ich muss es ja nicht alles aufzählen: Operationen, Chemo, Bestrahlungen usw. Alles unschön. Aber die anschließende Kur hat mir sehr gut getan, und ich habe mich wieder erholt. Auf einer halben Stelle konnte ich weiter arbeiten, bis nach vielen Beschwerden auf einmal nichts mehr ging. Metastasen, Sehverlust, Rollstuhl! Ich benötige jetzt sehr viel Hilfe und Unterstützung, und da mein Mann voll beschäftigt ist, kann er mich daheim keine 24 Stunden am Tag

pflegen. Das möchte ich auch nicht. Das kann man von keinem Menschen auf der Welt erwarten. Jana, meine geliebte Tochter, hat dafür gesorgt, dass ich nun seit vielen Wochen schon in diesem wunderschönen Zimmer im Johannes-Hospiz zu Hause bin. Wirklich zu Hause!
Im Moment geht es mir hier sehr gut, und ich bin glücklich und zufrieden. Besser kann es nicht sein. Das Pflegepersonal ist soooo freundlich und nett und nimmt sich viel, viel Zeit. Ich bin ja mittlerweile langsam geworden. Bis ich fertig im Rollstuhl sitze, dauert das nun einmal eine Weile. Alle paar Wochen bekomme ich noch eine kleine Chemotherapie. Hoffentlich hilft es mir weiter durchzuhalten. Ich danke Gott jeden Tag, dass ich hier sein darf. Seit all diesen Schicksalsschlägen und vor allem seit meiner Krankheit ist der Glaube mir immer wichtiger geworden. Ein zugewandter Seelsorger aus dem Krankenhaus, in dem ich vorher war, besucht mich hier manchmal, und dann beten wir zusammen – das tut mir so gut. Meine Kette mit dem kleinen russisch-orthodoxen Silberkreuz daran trage ich immer. „Rette mich, beschütze mich" steht auf der Rückseite in kyrillischen Buchstaben. Ja, ich möchte noch ein bisschen auf dieser Welt bleiben und die kleinen Dinge, die mir hier geboten werden und die ich noch kann, genießen. Ein Spaziergang im Rollstuhl, draußen auf der Terrasse sitzen, die schönen Blumen hier im Zimmer betrachten, mit meinen Lieben sprechen und weinen und lachen.
Unsere Tochter lebt in Münster und besucht mich fast jeden Tag. Mein Mann kommt so oft er kann – er arbeitet ja und muss sich das einteilen. Er fährt immerhin gut anderthalb Stunden, bis er hier bei mir ist. Meine Freundin kommt auch häufig vorbei. Manchmal schminkt sie mich, dann fühle ich mich wohler. Ich hatte so schöne lange Haare, aber leider sind sie vollständig verschwunden, und mein Gesicht ist sehr aufgeschwemmt von den ganzen Medikamenten. Nein, ich sehe überhaupt nicht mehr so aus wie vor der Krankheit. Wollen Sie mal ein Foto sehen? Jetzt erkenne ich mich manchmal selbst nicht mehr im Spiegel …
Über das Sterben und den Tod habe ich mir natürlich Gedanken gemacht. Als wieder Metastasen da waren, hat eine junge Ärztin im Krankenhaus gefragt: „Was machen wir jetzt? Kopf in den Sand stecken oder nicht? Ohne Bestrahlung zwei bis drei Monate, mit Bestrahlung zwei bis drei Jahre." Das war ein Schock natürlich. Gewählt hab ich die längere Lebenszeit. Wir hatten damals schon eine Patientenverfügung gemacht. Keine lebensverlängernden Maßnahmen in der Endphase, und quälen möchte ich mich dann auch nicht mehr müssen. Das Lebensende darf man nicht ausblenden. Also, mein Mann und ich haben uns entschlossen, dass ich auf dem

Friedhof in Soest beerdigt werde. In der Nähe vom Grab von Saschas Babuschka – die Großmutter meines Mannes. Sie hat mich und ich hab sie sehr geliebt. Es ist dort wunderschön, fast wie ein Park mit alten Bäumen und Eichhörnchen und vielen Vögeln. Ich war immer gern da.
Aber zuerst möchte ich noch schön Silvester feiern. Eine meiner liebsten Freundinnen hat mich nach Düsseldorf eingeladen. Und das will ich schaffen. Unbedingt! Zwei Tage, das wäre doch schön. Ich bin jetzt so richtig optimistisch. Nächstes Jahr schauen wir dann weiter. Nächstes Jahr, ja …
An ein Leben nach dem Tod glaube ich fest. Aber wie das aussehen soll, weiß natürlich niemand. Nun, ich lass mich mal überraschen, wenn es so weit ist.

Ω

Elena Schmidt wohnte fast fünf Monate im Johannes-Hospiz. Sie starb an einem Vorfrühlingsabend in ihrem Zimmer, das ihr zu ihrem letzten Zuhause geworden war. Ihr Mann Sascha und ihre Tochter Jana hielten ihre Hände, als ihr Herz zu schlagen aufhörte. Die intime Abschiedszeremonie am nächsten Tag war ergreifend schön und bleibt für alle, die dabei waren, für immer unvergesslich.

LERNE IM REGEN ZU TANZEN

Christina Hartwig (33)

Als ich im letzten Jahr gerade erfahren habe, dass ich schwanger bin, habe ich meinen positiven Schwangerschaftstest, einen lustigen Schnuller und einen Button, auf dem „Super Oma" stand, in ein schönes Kästchen gepackt und bin zu meiner Mutter in die Klinik gefahren. Sie sollte die Erste sein, die es von uns erfuhr. Und wie glücklich sie darüber war, kann ich gar nicht sagen. Es hat ihren Kampfeswillen nochmals angestachelt. Sie hatte ein neues Ziel: Die Geburt ihres ersten Enkelkindes zu erleben. Leider hat sie es nicht geschafft. Aber sie hat gewusst, dass die nächste Generation sich ankündigt, und das hat sie, wie soll ich sagen, beflügelt. Das war ihre große Freude, ihr Glück mitten in ihrem eigenen Sterbeprozess.

Sobald wir wussten, dass es ein Mädchen werden würde, haben wir über den Namen nachgedacht. Angelika, der Name meiner Mutter, kam für uns nicht in Frage, aber es war mir sehr wichtig, dass meiner Mutter der Name, den unsere Tochter bekommt, gut gefällt. Und nun ist sie da, unsere Lara Sophie, und ich weiß, dass meine Mutter von oben ihre schützenden Hände über sie hält. Das ist ein sehr tröstlicher Gedanke für mich. Den schönen alten Wickeltisch hat sie noch für ihre Enkelin aufarbeiten lassen, und den Kinderkleiderschrank haben wir auch bei dem Tischler ausbessern lassen. Nun benutze ich für unsere Tochter die Möbel, die auch meine Mutter schon für mich und meinen Bruder benutzt hat. Das bringt sie immer wieder ganz nah zu uns zurück.

Eine starke Frau, das war sie. Sie hatte einen eigenen Willen und eine eigene Meinung, und die hat sie nicht unter Stühle und Bänke gesteckt, wodurch sie gewiss auch nicht selten aneckte. Aber sie hatte auch ihre sensible Seite, die allerdings nicht oft sichtbar wurde. Vieles hat sie nur mit sich selbst ausgemacht, aber nach außen hin hat sie ihre Positionen immer vehement vertreten. Als Ältestes von fünf Geschwistern wusste sie, „wo es lang geht". Leider haben meine Großeltern ihr das Abitur verwehrt, und das hat sie immer als sehr schmerzlich empfunden. Sie war intelligent und hätte bestimmt studieren und Karriere machen können. Nun ja, es waren andere Zeiten, und das Geld war knapp bei fünf Kindern. Also hat sie nach dem Realschulabschluss eine Lehre im damals gerade aufkommenden IT-Bereich gemacht

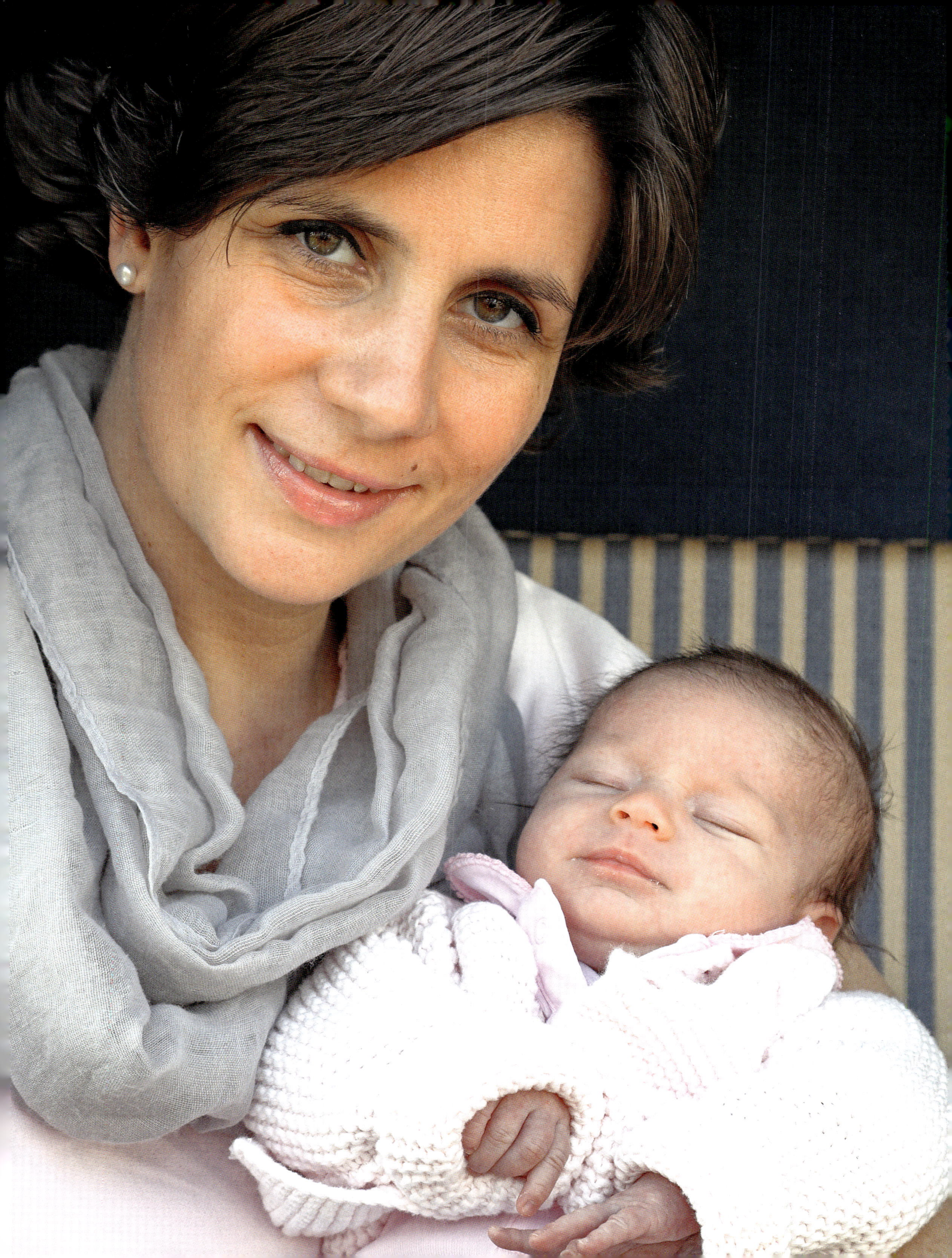

und ist dann in die Schweiz gegangen, wo sie einige Jahre gearbeitet hat. Sie hat sich da richtig durchboxen müssen in einem Berufsfeld, das eine reine Männerdomäne war. Aber das hat ihr nichts ausgemacht. Als sie dann meinen Vater kennenlernte, ist sie sofort zu ihm nach Düsseldorf gezogen. Er war ihre große Liebe, aber leider hat die Ehe nicht gehalten.

Sie war 32 Jahre alt, als ich auf die Welt kam. Ich bin jetzt etwa genauso alt und habe vor vier Wochen mein erstes Kind bekommen. Es gibt mehrere Parallelen in unserer Familie. Meine Großmutter war unheilbar an Krebs erkrankt, als meine Mutter mit mir schwanger war. Auch das hat sich in der nächsten Generation wiederholt. Ich kann nur hoffen, dass uns das in Zukunft erspart bleibt. Alles begann, als vor zehn Jahren bei meiner Mutter Brustkrebs diagnostiziert wurde. Da war sie 55. Nach den Behandlungen schien alles gut zu gehen. Fünf Jahre später aber sagte sie zu mir „Du, ich fühle mich nicht gut, irgendetwas frisst mich von innen her auf." Sie hatte ein unglaublich gutes Körpergefühl und bekam – leider, leider – Recht. Befallene Lymphdrüsen, die sich als inoperabel herausstellten, danach kam der Knochenkrebs hinzu und im letzten Jahr dann die ersten Metastasen im Gehirn. Bis dahin hatte sie immer noch gearbeitet, aber nun wusste sie, dass sie nicht mehr lange zu leben hätte und hat angefangen, ihre letzten Vorkehrungen zu treffen.

Sie hat sich mit einer Institution in der Schweiz in Verbindung gesetzt, da sie statt eines langen Leidenswegs lieber mit Hilfe von Euthanasie aus dieser Welt scheiden wollte. Obwohl sonst ziemlich unerschrocken, hatte sie wirklich Angst davor, ihre Selbstbestimmtheit zu verlieren. Als sie mit mir darüber sprach, war ich erst einmal schockiert. „Wie stellst Du Dir das vor?" habe ich sie gefragt. „Wir fliegen zu Dritt in die Schweiz, und mein Bruder und ich fliegen dann mit Deiner Urne zurück?" Wenn sich kurz danach nicht ihr Enkelkind angekündigt hätte, hätte sie das bestimmt durchgezogen. Aber dann keimte doch die kleine Hoffnung auf, dass sie vielleicht noch bis zur Geburt weiterleben könnte, und da war das Thema vom Tisch.

Mein Mann ist Hausarzt in Münster und kannte das Johannes-Hospiz schon seit langer Zeit. Er meinte, das wäre genau der richtige Platz für Angelika. Als die Krankheit so weit fortgeschritten war, dass Mama nicht mehr in ihre geliebte Düsseldorfer Wohnung zurückkehren konnte, haben wir ihr diese Lösung vorgeschlagen. Begeistert von der Idee war sie anfangs gar nicht. Da fiel auch mal der Satz „Da steckt Ihr mich zum Sterben hin oder wie soll ich das verstehen?" Ich habe dann Prospekte mitgebracht, und wir haben uns die Website des Johannes-Hospizes gemeinsam angeschaut: Ein schönes, nicht zu großes Haus, wo es nicht so hektisch zugeht wie auf der Palliativstation eines Krankenhauses. Meine Mutter hat immer Wert auf schöne Möbel und die passende Dekoration gelegt. Da war das Hospiz eigentlich der richtige Ort. Langsam wuchs ihre Begeisterung dann doch. Und ich konnte in unserem Wohnort Münster viel mehr Zeit mit ihr verbringen. Das hat uns beiden sehr gut getan; es hat uns noch einmal so richtig zusammengeschweißt. Da ich Physiotherapeutin bin, konnte ich auch bei kleinen Unbequemlichkeiten helfen oder sie gelegentlich mal mit einer Massage verwöhnen. Mein Bruder arbeitet in Hamburg und konnte daher immer nur an den Wochenenden kommen.

Am Tag bevor meine Mutter eingezogen ist, haben wir das Zimmer schon für sie eingerichtet mit ein paar von ihren eigenen Möbelstücken, Bildern, ihrer eigenen Bettwäsche, und wir hatten viele Blumen, die sie so liebte, hingestellt, so dass sie sich von Anfang an sehr wohl gefühlt hat. Aber nicht das schöne Zimmer, die warme häusliche Umgebung, der Garten oder die Terrasse haben das Wesentliche ausgemacht, nein, es waren die Menschen, die dort arbeiten. Das sind keine Menschen, das sind Engel, haben meine Mutter und ich uns immer wieder gesagt. Das Unmögliche wird möglich gemacht. Wir hatten wirklich allergrößtes Vertrauen. Und man konnte über alles sprechen. Auch die Ängste meiner Mutter, die dann doch kamen, konnten durch offene Gespräche gedämpft werden. Ihr wurden ihre Bedenken gegen das Morphium genommen, und auch für die Sorgen der Angehörigen gab es immer ein offenes Ohr. Eine Schwester fragte mich einmal, wie es mir denn so gehe in der Situation. Da haben wir fast drei Stunden miteinander gesprochen. Das habe ich nach den vielen vorherigen Erfahrungen in den Krankenhäusern, wo zwar gut gepflegt wurde, aber selten oder nie Zeit für Gespräche war, als Wohltat empfunden. Großartig und einmalig ist es, wie die Bewohner und auch die Angehörigen dort betreut werden.

Fünf Wochen hat Mama im Hospiz gelebt. In der ersten Zeit hatte sie sogar wieder etwas Appetit und hat das Essen richtig genossen. Jeden Tag gibt es dort frisch gebackenen Kuchen, so dass das ganze Haus duftet. Ein Spruch meiner Mutter war immer „Kinder, wenn ich keinen Hunger mehr habe, dann müsst Ihr Euch Sorgen machen!" Gutes Essen war ihr sehr wichtig. Für sich hat sie nie viel Geld ausgegeben, aber für ein schönes Essen schon. Gekocht hat sie immer gern und gut – auch als sie alleine lebte. Das war ihr Luxus. Viele ihrer Küchenutensilien sind jetzt in unsere Küche gewandert. Es ist ein gutes Gefühl, die Gegenstände, die sie jahre- oder jahrzehntelang für ihre Kochkünste eingesetzt hat, jetzt selbst zu benutzen.

Da der Herbst mild war im letzten Jahr, hat sie noch viel draußen sitzen können. Ich werde nie vergessen, dass sie ihre Canasta-Runde aus Düsseldorf zu einem letzten

Spiel ins Hospiz eingeladen hat. Ihre Freundinnen sahen das mit gemischten Gefühlen. Erst einmal das Hospiz, und dann dort Canasta spielen? Aber meine Mutter wollte das so, und sie sind gekommen. Saßen draußen im Garten und haben gespielt und viel Spaß gehabt. Mama hat alle Runden gewonnen! Und neun Tage vor ihrem Tod sind wir zusammen noch zu meinem Gynäkologen gefahren, damit sie bei einer Ultraschallaufnahme dabei sein konnte. Da hat sie Lara Sophie „live" sehen können. Wir waren beide gerührt, als wir die kleine Maus auf dem Bildschirm haben strampeln sehen. Abends meinte Angelika dann zu meinem Mann: „Tim, wenn ich es bis zur Geburt im März nicht mehr schaffe, nach dem heutigen Tag habe ich das Gefühl, ich habe meine Enkelin schon kennengelernt."

Unsere Mutter hatte schon vor längerer Zeit das ganze Szenario für die Geschehnisse nach ihrem Ableben mit uns durchgesprochen – von der Abschiedsfeier bis zur Seebestattung ihrer Urne. Sie wusste immer genau, was sie wollte. „Kauft bloß keinen teuren Sarg für mich, der geht doch nur mit ins Feuer. Schade um das gute Geld." Und tatsächlich hatte sie in einem Heimwerkermarkt einen Bausatz für einen sehr schlichten Holzsarg gekauft, den preiswertesten wohlgemerkt. Der stand als Bausatz im Keller. Wir wussten gar nicht, dass es so etwas gibt. Sie hat sogar überlegt, ob sie ihn zuerst noch als Prosecco-Bar benutzen soll … Und sie hätte es auch gern gehabt, dass Verwandte und Freunde noch etwas Persönliches für sie darauf schreiben. Der Sarg ist dann doch nicht zum Einsatz gekommen. Das fanden wir, mein Bruder und ich, doch etwas makaber.

Ja, so war sie, eine Powerfrau, sehr direkt und witzig. Und sie hat für ihr Leben gern getanzt. In ihrem Schreibtisch fand ich einen schönen Spruch, der genau zu ihrer Lebenseinstellung passt: „Warte nicht, bist der Sturm vorüber ist, sondern lerne im Regen zu tanzen." Ist das nicht ein schönes Motto für uns alle? Wir haben es vorne auf ihre Trauerkarte drucken lassen. Und auf ihren ausdrücklichen Wunsch hin sollte bei der Abschiedsfeier keine Trauerkleidung getragen werden. Sie war selbst immer farbenfroh gekleidet. So war auch die Trauerfeier ungewöhnlich bunt und begleitet von einem Feuerwerk von Blumen. Es waren sehr viele Menschen gekommen, und Angelikas Aura war in der Kirche deutlich spürbar. Eigentlich hatte ich mich davor gefürchtet, aber es war sehr berührend und schön. Die spätere Seebestattung im engsten Familienkreis war auch passend. Es hätte ihr gut gefallen, das weiß ich.

Sechs Tage war sie letztendlich nur bettlägerig. Als sie Schmerzen bekam, hat sie sich auch nicht mehr gegen das Morphium gewehrt und dämmerte eigentlich nur noch. Ich hatte ihre vier Geschwister gebeten, noch einmal zu kommen, um sich endgültig zu verabschieden, und gerade an diesem Tag war meine Mutter wie „angeknipst". Sie hat noch Witzchen gemacht und hat sich sehr gefreut, alle noch einmal zu sehen und im Mittelpunkt zu stehen. Dann wurde sie jeden Tag weniger, aber wir hatten eine gute Zeit zusammen, gerade auch in der allerletzten Phase, als sie schon weit, weit weg war. Ich habe neben ihrem Bett gesessen und jeden Atemzug zusammen mit ihr geatmet. Sie hat es bestimmt gespürt, und mir hat es unendlich gut getan. Ich war tagsüber und abends immer bei ihr. Vier Tage vor ihrem Tod hat sie mir das letzte Mal die Wange gestreichelt und gemeint „Hör mal, was machst Du eigentlich ohne mich?" Das waren die letzten klaren Worte, die ich von ihr gehört habe. Aber auch da hatte sie schon vorgesorgt. Sie selbst hatte ihre Mutter ja auch früh verloren, und wenn sie das Bedürfnis verspürte, ein Problem zu lösen oder irgendwie mit ihrer Mutter kommunizieren zu wollen, setzte sie sich immer auf die kleine Bank, die noch aus ihrem Elternhaus stammte. Bestimmt hat sie uns deshalb den großen Strandkorb geschenkt, der jetzt auf unserer Terrasse steht. Damit ich mich darin zurückziehen kann, um ihr nahe zu sein. Ich habe schon mit Lara im Arm darin gesessen und – wie meiner Mutter versprochen – in Gedanken mit ihr auf ihre Enkelin angestoßen. Es war ein herzerwärmendes Gefühl.

PALLIATIVMEDIZIN UND SCHMERZTHERAPIE

Dr. Birgit Bauer (48)

Wenn Schulferien sind oder ich Dienst habe, nehme ich meine Kinder hin und wieder mit ins Hospiz. Sie kennen das Haus und das Personal schon lange und wissen, dass sie nicht so laut sein dürfen. Aber sie wissen auch, dass es dort immer sehr leckere Süßigkeiten gibt. Bei gutem Wetter kann es passieren, dass eine kleine Wasserschlacht am Teich im Garten stattfindet, und bei Regen dürfen die drei manchmal Fernsehen gucken. Pauline, die Jüngste, freut sich immer über das Puppenhaus, das in einer Ecke des Wohnzimmers steht. Während dieser Zeit kann ich meine Arbeit in Ruhe machen und weiß, dass sie sich freuen, mal wieder im Hospiz zu sein.

Ich stamme aus einer Ärztefamilie und habe in der vierten Generation Medizin studiert. Nicht, weil meine Eltern wollten, dass ich Ärztin werde, nein, da gab es keinen Druck, aber der Beruf hat mich als Kind schon fasziniert. Meine beiden Geschwister haben sich ganz anders orientiert. Ich bin Fachärztin für Anästhesie mit der Zusatzbezeichnung Schmerztherapie und Palliativmedizin.

Mein erstes Schulpraktikum habe ich auf eigenen Wunsch hin im Krankenhaus gemacht und ein halbes Jahr später in den Schulferien nochmals vier Wochen dort gearbeitet. Ganz bewusst, um herauszufinden, ob das wirklich etwas für mich sein könnte. Es gab damals so einige Schlüsselerlebnisse, bei denen ich gedacht habe, ich will nicht nur pflegen, ich will verstehen, ich will begreifen. So stand für mich mit 14 Jahren schon fest, dass ich später Ärztin werden möchte. Und darauf habe ich dann hingearbeitet.

Direkt im Anschluss an mein Abitur habe ich in Marburg angefangen zu studieren. Ab dem 5. Semester, nach dem Physikum, habe ich mein eigenes Geld als studentische Hilfskraft verdient. Ich habe Proseminare in Medizinischer Psychologie und in den letzten zwei Jahren des Studiums in Psychosomatik geleitet und konnte so auch etwas tiefer in diese Fächer eintauchen. Mit Mitte Zwanzig war ich fertig. Während des Studiums hatte ich meinen Mann kennengelernt, der seine erste Anstellung in Münster fand. Ich hatte dann ein Jahr später auch das Glück, am Universitätsklinikum Münster in der Klinik und Poliklinik für Neurologie als Ärztin im Praktikum angestellt zu werden. Dort habe ich eine fundierte Ausbildung erhalten. Die ersten

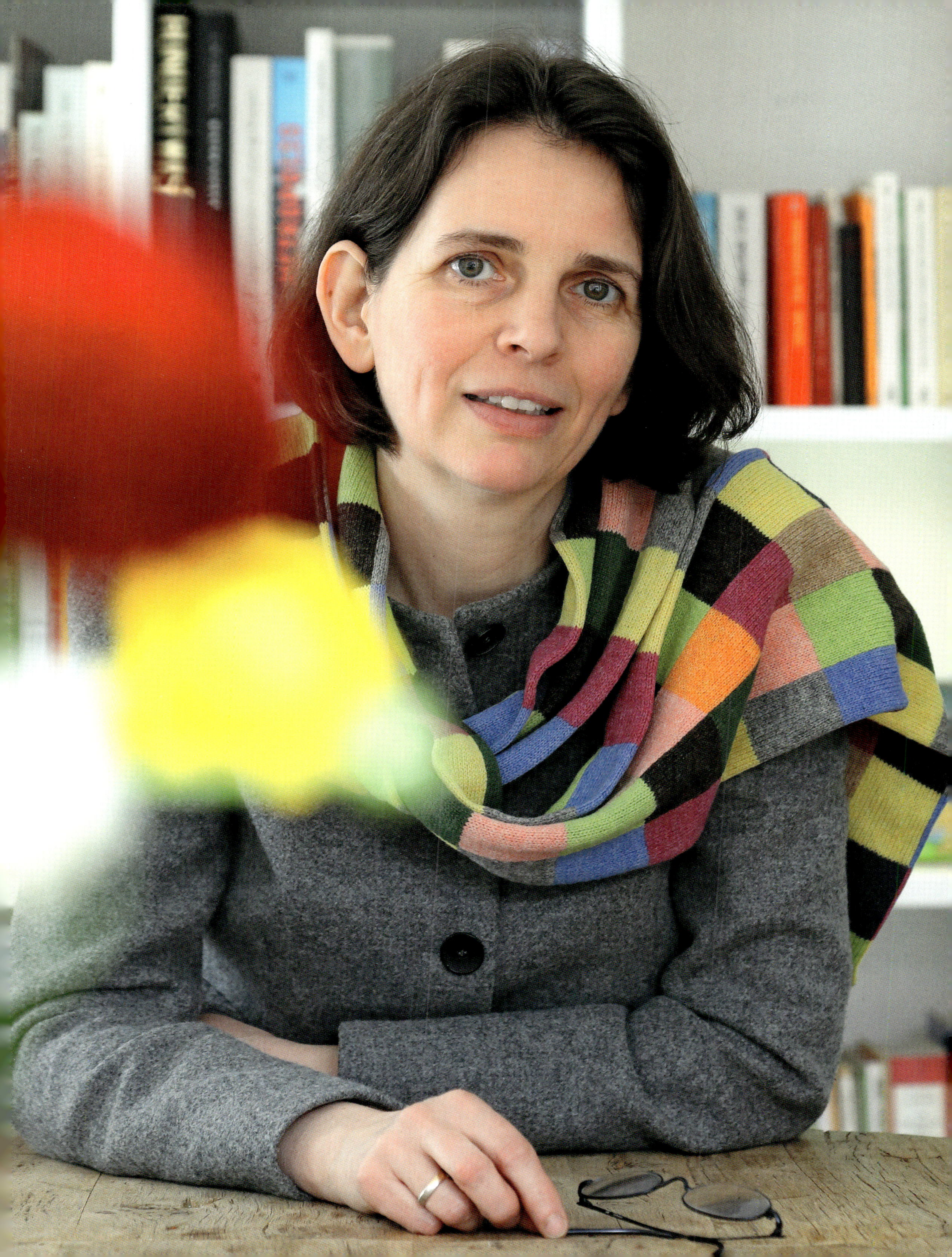

Sterbebegleitungen habe ich während meiner stationären Arbeit mit Aidspatienten gemacht. Dies waren palliative Situationen mit zum Teil neurologisch schwer veränderten Patienten. Damals war ich 26, 27 Jahre alt. Zu jung? Nein! Ich konnte immer dazulernen, auch später, als ich meine zusätzliche Qualifikation für Notfallmedizin hatte und viele Einsätze in und um Münster gefahren bin. Meine Doktorarbeit habe ich noch in Marburg über Schmerztherapie bzw. Chronifizierung von Schmerz geschrieben. Danach war dann klar, dass ich in dieser Richtung weiterarbeiten möchte. Deshalb habe ich mich intern in der Klinik und Poliklinik für Anästhesiologie und Intensivmedizin beworben. In den darauffolgenden Jahren in der Anästhesie habe ich genau die Erweiterung meines schmerztherapeutischen Hintergrundes erhalten, die ich mir gewünscht hatte. Die Umstellung auf dieses neue Fach war nicht einfach, aber immer sehr spannend. Schmerztherapie und Palliativmedizin wurden zu meinem Steckenpferd, und ich war endlich dort angekommen, wo ich immer schon hinwollte. Zu diesem Zeitpunkt hatte ich das Gefühl, dass ich, medizinisch gesehen, erwachsen geworden war. Da war ich Anfang 30.
Ein paar Jahre später, gerade, als mein Mann seine eigene Praxis eröffnete, habe ich erst einmal aufgehört zu arbeiten, weil unser erster Sohn geboren wurde. Da ging es von hundert auf null, aber bald auch wieder auf hundert zurück, denn Julian ist ein besonderes Kind. Er hat eine Entwicklungsverzögerung und eine leichte körperliche Behinderung, verbunden mit einer Autismus-Spektrum-Störung. Unser zweiter Sohn, Benjamin, und auch unsere Jüngste, Pauline, konnten und können Vieles wesentlich früher als ihr älterer Bruder. Aber Julian konnte immer schon ganz spezielle Sachen, die andere nicht können. Er ist jetzt 14 Jahre alt, und, ja, es hat mich selbstverständlich geprägt, für einen besonderen Menschen verantwortlich zu sein. Ich sage ganz bewusst „besonders" und nicht behindert. Wir behandeln unseren Ältesten ganz normal. Das prägt unsere ganze Familie. Und das ist gut so für uns alle. Ab und zu mache ich auch die Sterbebegleitung von geistig behinderten Menschen. Da habe ich möglicherweise einen einfacheren Zugang als meine Kolleginnen. Das ist Julians Verdienst, könnte man vielleicht sagen.
Irgendwann nach Benjamins Geburt wollte ich doch gerne zurück in meinen Beruf. Aber mir war klar, dass es nicht mehr das Universitätsklinikum sein konnte. Ich wollte arbeitszeitmäßig flexibel sein, und so habe ich zuerst eine palliativmedizinische Zusatzausbildung absolviert. Zu dieser Zeit entstand auch das Palliativnetz in Münster, und ich war von Anfang an dabei. Zuerst stundenweise, aber jetzt, wo unsere Kinder alle in die Schule gehen, arbeite ich meistens vormittags, so dass ich zu Hause bin,

wenn meine Drei nachmittags hier wieder eintrudeln. So hat sich für mich alles gefügt, und ich kann in dem Bereich als Ärztin arbeiten, in dem ich mich wohlfühle. Schon zu Beginn meiner Tätigkeit im Palliativnetz habe ich auch im Johannes-Hospiz gearbeitet. Damals war das Netz noch wesentlich kleiner. Heute versorgen wir über 1000 Patienten im Jahr, und es werden jedes Jahr mehr. Immer mehr Menschen möchten zu Hause sterben und müssen dort natürlich nicht nur pflegerisch, sondern auch palliativmedizinisch versorgt werden. In der Anfangszeit habe ich Pauline noch als Kleinkind zu meinen Visiten mitnehmen können. Das ginge heute nicht mehr. Wenn ich Wochenenddienste mache, fange ich am Freitagnachmittag an und höre Montagmittag auf. Dann bin ich froh, wenn ich vier, fünf Stunden Schlaf bekomme. Das Gute ist auch, dass ich mir die normale Wochenarbeit so einteilen kann, wie es für die Familie am besten passt. Sicher, gelegentlich fahre ich auch abends noch einmal ins Hospiz oder zu einem ambulanten Patienten nach Hause, aber es ist gewährleistet, dass ich nachmittags für meine Kinder da bin. Das ist mir ganz wichtig. Das führt bei mir gelegentlich zu einem regelrechten Wechselbad der Gefühle, sicherlich. Aber so ist das Leben eben. Natürlich bekomme ich nachmittags auch Anrufe. Meine Kinder konnten schon sehr früh genau unterscheiden, ob ich beruflich oder privat telefoniere. Wenn es um meine Arbeit geht, sind sie meist ganz ruhig und stören die Gespräche nicht. Benjamin fragte schon als Kindergartenkind: „Mama, ist heute wieder ein Patient gestorben?" Für meine Kinder gehören Sterben und Tod zum Leben dazu.

Ich selbst habe das als Kind anders erlebt. Ich kann mich noch sehr gut an den Tod meines Opas erinnern. Ich war drei Jahre alt und für ein paar Tage bei meinen Großeltern zu Besuch, als er völlig unerwartet in seinem Büro an einem Herzinfarkt starb. Da stand auf einmal ein schwarzgekleideter Mann vor der Tür. Es war wohl der Pfarrer, der meiner Oma die Nachricht von seinem Tod überbrachte. Meine Oma saß danach lange am Küchentisch und weinte, was mich sehr verunsicherte und betrübte. Ich habe ihr immer neue Bilder gemalt, aber sie ließ sich nicht von mir trösten – daran kann ich mich genau erinnern! Kinder verarbeiten eine solche Situation auf ihre Weise, und ich hatte lange, lange Zeit das Gefühl, dass ich etwas falsch gemacht hätte, weil ich meine Oma nicht trösten konnte. Meinen Opa habe ich nicht mehr sehen dürfen. Bei der Beerdigung ein paar Tage später durfte ich nicht mit, ich musste zur Nachbarfamilie.

Man sollte vor Kindern kein Geheimnis um Tod und Sterben machen. Kinder müssen begreifen lernen, dass das Leben ein Ende hat! Wenn ich heute in Familien mit

Kindern gefragt werde, wie man mit ihnen über den Tod sprechen soll, erzähle ich manchmal ein Erlebnis, das ich mit meinem Sohn Benjamin hatte, als er vier Jahre alt war und seine Urgroßmutter starb. Sie war nach ihrem Tod zu Hause in ihrem Sarg aufgebahrt. Wir besuchten sie noch einmal mit den drei Kindern. Benjamin berührte ihre Hände und fand diese kalt. Etwas unvermittelt hob er kurz darauf die Decke an, die über ihren Unterkörper ausgebreitet war: Benjamin hatte sich davon überzeugt, dass seine „Ur-Groß" komplett – mit ihren Beinen – beerdigt werden sollte …

Bei meinen Visiten und Hausbesuchen versuche ich, Kinder immer mit einzubeziehen: Den Patienten etwas zu trinken geben, mir einen Tupfer reichen, das Stethoskop ausprobieren. Verstehen bedeutet, die eigene Ohnmacht kontrollieren zu können. Es gilt, den Kindern die Angst vor den für sie unergründlichen Geheimnissen um Sterben und Tod zu nehmen, indem man offen und ehrlich ist.

Ehrlichkeit ist für meine Begriffe unerlässlich in der Palliativmedizin. Schon bei der ersten Kontaktaufnahme steht diese Ehrlichkeit im Vordergrund. Ich sage häufig: „Ich möchte zu Ihnen aufrichtig sein dürfen. Es gibt keine falschen Fragen – fragen Sie so lange, bis Sie sicher sind, dass Sie es verstanden haben. Ich kann zwar nichts an Ihrer Erkrankung ändern, aber ich kann für eine Erleichterung bei den meisten Beschwerden und eine Beruhigung bei Ängsten sorgen. Aber alles was ich tue, sprechen wir vorher ab, und so bleibt es Ihre Entscheidung. Auf dem gemeinsamen Weg kann ich beraten, helfen, und wir werden zusammen schauen, dass wir das in Ihrem Sinne tun." Auch ich muss mich oft herantasten. Mein Handwerkszeug sind meine Sinne, mein Denkvermögen und vielleicht noch das Stethoskop. Mehr benötige ich – meist – nicht. In der Palliativmedizin wird nicht mehr geheilt, es wird begleitet, zugehört, zugeschaut, beruhigt, eine Hand gehalten. Das gilt für die Patienten, aber auch für die Angehörigen.

Im Altersheim, im Pflegeheim, im ambulanten Bereich und auch im Hospiz werde ich sehr oft gefragt: „Wie lange noch?" Darauf kann ich keine Antwort geben, weil es keine Antwort gibt. Stunden, Tage, Wochen, Monate, in Ausnahmefällen sogar Jahre. Wir sind keine „Götter in Weiß", und es gibt immer wieder Situationen, in denen unser Wissen nicht greift. Ich würde zum Beispiel niemals jemandem sagen: „Ich werde Ihnen Ihre Schmerzen 100%ig nehmen." Das wäre vermessen, das kann und will ich nicht. Es gibt so viele verschiedene Arten von Schmerzen. Wir können sie reduzieren, dämpfen. Wenn der Patient dann trotzdem Schmerzen entwickelt, fühlt er sich nicht ernst genommen. Aber wenn Vertrauen und Ehrlichkeit von beiden Seiten da ist, dann können auch Ängste und Nöte zum Teil abgebaut werden, und das wiederum hilft, Schmerzen erträglicher zu machen. Es geht nicht darum, jemanden in einen Dornröschenschlaf zu versetzen. Es geht darum herauszufinden, wie man die letzte Lebensphase gut begleiten kann. Vertrauen schaffen – verbal oder auch non-verbal. Die mir anvertrauten Menschen sollen im Fokus stehen, um durch gemeinsames Überlegen zu einer geeigneten Medikation zu kommen, die jederzeit nach Bedarf erneut angepasst werden kann: So wenig wie möglich, so viel wie nötig. Die Schmerztherapie optimal einzustellen, zu schauen, was benötigen diese Frau, dieser Mann jetzt in diesem Moment: Das betrachte ich als meine wichtigste Aufgabe.

Das Johannes-Hospiz ist ein besonderer Teil meiner Arbeit. Als berufliches Zuhause könnte man es vielleicht beschreiben, eine Konstante auf jeden Fall. Wenn ich arbeite, bin ich fast täglich dort. In den Hospizen – genauso auch in der ambulanten palliativen Versorgung – arbeiten wir immer mit den Pflegenden im Team. Das ist für mich sehr schön. Meistens betreue ich dort vier bis fünf Bewohner und fahre gern am frühen Morgen schon hin. Dann unterhalte ich mich erst einmal mit dem Pflegepersonal. Die kennen die Patienten viel besser als ich, denn sie verbringen wesentlich mehr Zeit mit den einzelnen Bewohnern. Sie sind meine Augen und meine Ohren, sage ich oft. Diese Teamarbeit ist für mich fundamental wichtig. Der Austausch und das gemeinsame Überlegen, was dem Bewohner gut tun könnte, das macht meine Arbeit aus. Wir sind da gleichberechtigt, und das wissen alle. Ich bin gerne dort, und wir stehen auch im ständigen telefonischen Kontakt.

Es gibt immer wieder ganz besondere Momente im Hospiz, aber auch traurige Momente sind selbstverständlich da. Meine Arbeit macht mir aber viel, viel Freude. Und ich lerne immer noch dazu. Das Besondere für mich ist, mein Gegenüber in der Zurücknahme wahrnehmen zu können. Nicht wertend – nur suchend. Jeder Mensch, jede Krankheit, jedes Sterben ist anders. Zusammen individuelle, passgenaue Lösungen zu suchen und zu finden, das ist es, worauf es in meinem Beruf ankommt. Und genau das stellt für mich die Faszination meiner Arbeit dar.

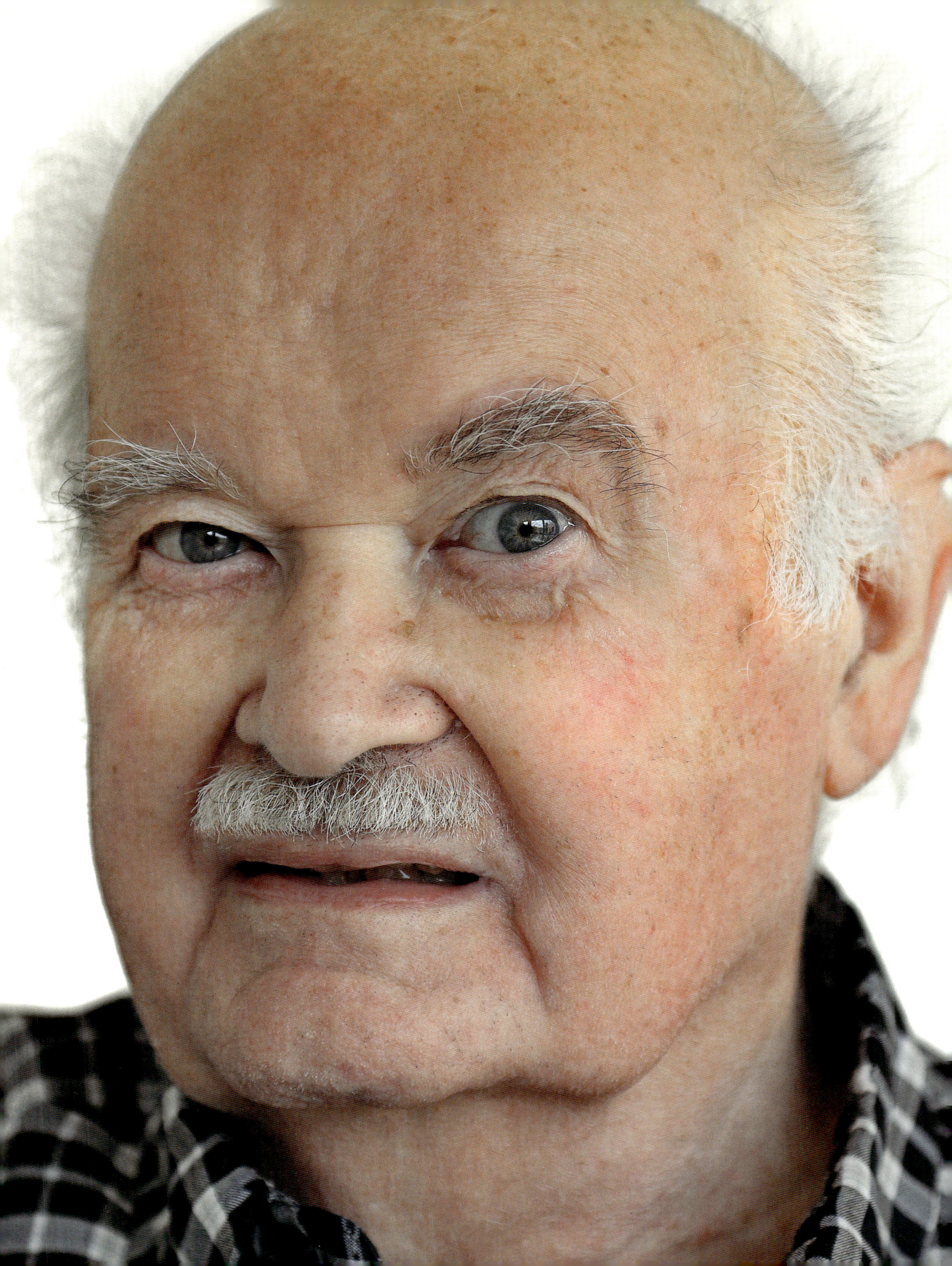

DAS ENDE IST UNS ALLEN GEWISS

Wolfgang Baum (81)

Wenn ich gefragt werde, woher ich komme, dann zögere ich immer einen kleinen Moment Ich wurde in Breslau, in Schlesien, das heute polnisch ist, geboren. Aber seit meinem zwölften Lebensjahr lebe ich hier in Münster. Bin ich nun schlesischer Westfale oder westfälischer Schlesier? So eindeutig lässt sich das nicht festlegen. Ich halte mich lieber an den Spruch „Heimat ist, wo man sich wohlfühlt". Und das ist seit langer, langer Zeit für mich Nordrhein-Westfalen.

Ich hatte eine schöne Kindheit dort in Schlesien, das kann ich ohne Wenn und Aber sagen. Als ältestes von drei Geschwistern bin ich in einem relativ liberalen Elternhaus aufgewachsen. Mein Vater hatte im Ersten Weltkrieg eine Verletzung erlitten, sodass er im zweiten Krieg nicht mehr als Soldat eingezogen wurde. Seine Hand war zerschossen worden in den Karpaten an der Ostfront. Er war damals Bäckergeselle, aber wurde dann wegen seiner Kriegsverletzung Landesbeamter und hat auch während der Kriegsjahre immer in Breslau gearbeitet. Also, wir haben nicht viel vom Krieg mitbekommen in den ersten Jahren. Breslau wurde nicht von den Alliierten bombardiert, es lag außerhalb der Reichweite der Flugzeuge. Das änderte sich erst, als die Russen näher kamen. Da schickte man uns mit einem Lehrer aufs Land. Ich kam bei einer sehr netten Bauernfamilie unter. Dort war ich bestimmt ein dreiviertel Jahr lang. Da lebten wir ein ganz anderes Leben als in der Stadt, aber es hat mir gefallen. Bis sich meine Eltern entschieden, dass meine Mutter mit uns Kindern vor den herannahenden russischen Truppen nach Süden fliehen sollte, und so kamen wir nach Perg in Oberösterreich, wo wir einige Monate später das Kriegsende erlebten. Als alles vorbei war, wurden wir von den Österreichern ohne Pardon in offenen Güterwaggons wieder zurück nach Schlesien geschickt. Für die circa 600 km brauchten wir sicherlich einen ganzen Monat und das im Hochsommer bei glühender Hitze. Ich war elf, meine Schwester sieben und mein kleiner Bruder noch keine zwei Jahre alt. Oft gab es keine Lokomotive, und einmal standen wir 14 Tage lang auf einem Abstellgleis irgendwo im Niemandsland. Man kann sich das heute nicht mehr vorstellen. Wir wurden nicht versorgt, waren auf uns selbst angewiesen und mussten sehen, dass wir Wasser und irgendetwas Essbares irgendwoher bekamen. Natürlich

ging das nicht auf legalem Wege – wir haben versucht, das Lebensnotwendigste, wie wir es nannten, zu „organisieren". Das klappte aber nicht immer.
Ich kann gar nicht alles erzählen, was in der Zeit damals passiert ist. An meinem elften Geburtstag saßen wir immer noch im Zug auf dem Weg zurück nach Hause. Und ein Jahr später fanden wir uns in einem Auffanglager in Westdeutschland wieder. Es war eine wahre Odyssee. Schlesien war ja mittlerweile von Russen und Polen besetzt. Und Breslau war so zerstört, dass ich mich dort nicht mehr zurechtfand, obwohl ich die Stadt doch recht gut kannte. Wir haben Hunger gelitten, mein kleiner Bruder war völlig unterernährt und bekam Rachitis. Meine Mutter hat für ihre Kinder gekämpft wie eine Löwin und hat dem Kleinen das meiste, was sie auftreiben konnte, gegeben, damit er überlebt. Wir wurden ständig ausgeplündert, hatten aber Glück, dass unser Haus, als eines der wenigen nach der Eroberung der Stadt durch die Russen, noch stand. Und unsere neuen Nachbarn haben uns auch sehr unterstützt. Der liebenswerte Arzt, der versuchte zu helfen, wo er nur konnte, ein jüdischer Kaufmann, der mich als Laufbursche einstellte und bei dem ich mehr verdiente als meine Eltern, die in einer Konservenfabrik schufteten. Und der polnische Nachbar Stanislaus, der als Zwangsarbeiter in Deutschland gut behandelt worden war, informierte uns über unsere bevorstehende Deportation, damit wir Zeit hatten das Wichtigste zu packen. Wir besaßen zwar so gut wie nichts mehr, aber mein Vater hat immer gern fotografiert und hatte für jedes Kind ein Fotoalbum angelegt. Die Fotos haben wir aus den Alben geholt, sie sorgfältig verpackt, und das war unser Schatz. Wie sich später zeigte, unser großer Erinnerungsschatz. Meine Tochter hat einen Teil dieser Bilder für ein Fotobuch verwenden können, dass sie mir zum 80. Geburtstag geschenkt hat. Ich habe es mitgenommen ins Hospiz. Es zeigt den großen Bogen meines Lebens vom Anfang bis fast zum Ende.
Ja, und dann kamen wir also im Westen an. Ausgehungert, verdreckt, krank und verlaust. Mit offenen Armen wurden wir nicht gerade empfangen. Wir spürten ganz deutlich, dass wir nicht willkommen waren. Das war zwar ein Schock für uns, aber irgendwie kann ich es auch verstehen. Wie hätten wir im umgekehrten Fall reagiert? Und wie reagieren heute viele Menschen auf Flüchtlinge? Zunächst kamen wir in der Nähe von Münster unter. Anfangs hausten wir dort in Abstellräumen. Aber ganz langsam begann das normale Leben wieder. Ich durfte zum ersten Mal seit über zwei Jahren wieder zur Schule. Das fand ich gut, denn die lange unterrichtslose Zeit war zum Teil wirklich sehr langweilig gewesen. Und mein Vater hat immer gesagt: „Ein Ziel habe ich für Euch. Ihr müsst auf die Höhere Schule, das ist der Grundstock

für das weitere Leben". Recht hatte er. Es war aber nicht einfach, dieser Start in ein neues Leben. Wir waren evangelisch in einer sehr katholischen Umwelt, und auf der Klosterschule in Hiltrup hatte ich kein einfaches Standing. Ich habe mich klein gemacht, mich angepasst, wollte bloß nicht auffallen, habe nichts von meiner Vergangenheit erzählt. Und obwohl ich kein sehr ehrgeiziger Schüler war, konnte ich später, als wir eine Wohnung in Münster bekamen, auf das Ratsgymnasium dort wechseln und habe da letztendlich auch mein Abitur gemacht. Vater konnte wieder bei der Regierung arbeiten, und uns ging es nach und nach langsam besser. Wir integrierten uns, und die Spannungen zwischen Flüchtlingen und Einheimischen traten allmählich in den Hintergrund.

Der Rest meines Lebens verlief einigermaßen gradlinig. Ich habe, da ich recht gut war in Mathematik, Geometrie und Zeichnen, aus praktischen Gründen das Studium der Architektur gewählt, allerdings schon mit dem Hintergedanken, Schlesien irgendwann einmal wieder mit aufbauen zu können. Aber das kam dann alles anders. Mit dem Geld, das ich vorher auf dem Bau verdient hatte, und einer Unterstützung meiner Eltern konnte ich das Studium in Hannover finanzieren. Es war eine schöne Zeit, wirklich. Und die Berufsaussichten waren Anfang der 1960er Jahre nahezu ideal. Eigentlich wollte ich mich selbständig machen, aber da hat mein Vater mir immer wieder gepredigt: „Junge, überleg Dir das. Wenn mal schwere Zeiten kommen – der Beamtensessel hält schön lange warm!" Das habe ich mir dann doch zu Herzen genommen und konnte, als ich mein Diplom in der Tasche hatte, sofort in der Landesverwaltung anfangen. Erst als Referendar, danach als Assessor und schließlich als Baurat. Ja, das Land baut Gerichte, Universitäten, Gefängnisse, Schulen, Polizeistationen und so weiter. Das wissen die Wenigsten. Und nach der ersten Wirtschaftskrise war ich heilfroh, auf meinen Vater gehört zu haben.

Die Ehe meiner Eltern war sehr gut, und ich habe immer gedacht, Heiraten ist keine Kunst. Dass im Zusammenleben aber auch Zündstoff stecken kann, habe ich erst später am eigenen Leibe erfahren müssen, leider. Meine Ehe hat nicht gehalten, und das tut mir für meine Kinder noch am meisten leid. Meine jüngste Tochter war 14 Jahre alt, als ich ausgezogen bin. Aber wir haben immer noch einen guten Kontakt, und sie macht, seit ich krank bin und nicht mehr so kann wie ich möchte, sehr viel für mich. Als die Enkelkinder noch klein waren und immer wieder fragten: „Opa, erzähl doch noch mal von früher", habe ich mich entschlossen, meine Lebensgeschichte schriftlich festzuhalten. Das war in der Zeit, in der ich mit Mitte 60 schon pensioniert war und gerade einen Computerkurs für Senioren absolviert hatte. Wir waren ein

Rudel „grauer Wölfe", die es noch einmal wissen wollten: Digitale Fotografie und die Möglichkeiten der Bildbearbeitung sowie das Schreibprogramm Word mit all seinen Finessen. Das machte die Niederschrift meiner Lebensgeschichte viel einfacher als wenn ich alles auf einer Schreibmaschine hätte tippen müssen. Ich habe einige Jahre daran gearbeitet. Insgesamt sind es über tausend Seiten geworden. Das liegt an meinem Gedächtnis, das immer schon sehr gut funktioniert hat. Ich kann mich an so viele Details erinnern, als ob es gestern gewesen wäre. Dabei laufen immer wieder ganze Filme in meinem Kopf ab. Meine Enkel sind inzwischen schon so gut wie erwachsen und möchten keine Geschichten vom Opa mehr hören. Sie leben ihr eigenes Leben, aber sie können jederzeit in meinen Erinnerungen stöbern, falls sie möchten. Das ist mein Vermächtnis, wenn man so will. Das und die Ahnenforschung meiner Familie, die ich auch lange betrieben habe. Nein, nach der Pensionierung bin ich nicht in ein schwarzes Loch gefallen, im Gegenteil. Ich habe mich auf anderen Gebieten weiterentwickelt und die Zeit für mich so richtig genossen – auch mit der Familie und mit Freunden.

Ein einziges Mal war ich wieder in Breslau. Aber es war nicht mehr die Stadt, die ich als Kind gekannt und geliebt hatte. Das wusste ich natürlich vor der Reise schon. Auch Münster hat sich sehr verändert, aber da ist man „mitgewachsen". Nein, in der Vergangenheit schwelgen, das soll man tunlichst lassen. Und das tue ich auch nicht. Das bringt einen nicht weiter. Auch jetzt nicht, wo das Hospiz zu meinem letzten Zuhause geworden ist. Wohlfühlen tue ich mich hier sehr. Das hätte ich, ehrlich gesagt, nicht erwartet. Vor wenigen Jahren, als ich noch gesund war, habe ich immer gedacht: „Die armen Menschen, die in ein Hospiz gehen müssen und wissen, dass es ihre letzte Bleibe sein wird – was muss das für ein Gefühl sein …?" Und dann, als es mich traf, war es ganz anders. Die Verklammerung von fürsorglicher Pflege und Palliativmedizin ist in meinen Augen eine ideale Kombination für Sterbende, so wie ich jetzt einer bin.

Ja, ich bin Realist und weiß, das Ende ist uns allen gewiss! Da mache ich mir nichts vor und finde es auch nicht schlimm, im Gegenteil. Als ich vor einem halben Jahr merkte, dass etwas mit mir nicht stimmt, habe ich schon mit einer ernsten Krankheit gerechnet. Leukämie also. Bestrahlungen und Chemotherapie wären für mich nicht in Frage gekommen. Da bin ich nüchtern. Wenn die Kosten-Nutzen-Rechnung so aussieht, dass man dadurch vielleicht noch 14 Tage mehr an Lebenszeit herausholen kann, dann stellt sich für mich erst einmal die Frage nach der Lebensqualität. Die Ärzte haben mich immer im Ungewissen gelassen, so dass ich erst seit einem

Monat wirklich weiß, dass es unheilbar ist, dass ich austherapiert bin und dass mein Leben vor dem Aus steht. Auch die Bluttransfusionen in immer kürzeren Abständen brachten auf Dauer keine Besserung, und meine Kräfte schwinden nun mehr und mehr. Vom Krankenhaus kam ich in die Kurzzeitpflege und dann zum Glück in dieses Hospiz. Ich habe das schönste Zimmer im ganzen Haus und schaue auf die Kreuzgangbögen der Überwasserkirche, die hier im Garten aufgestellt wurden. Nachts werden sie angestrahlt, und für mich als Architekt ist das ein wunderbarer An- und Ausblick. Hier bin ich gut aufgehoben – den Rest warte ich ab. Mein „Todesurteil" habe ich ruhig aufgenommen. Meine Tochter war erschütterter als ich und wunderte sich über meine Gelassenheit. Aber, überlegen Sie doch mal, ich bin in meinem 82. Lebensjahr und habe mein Leben mit Höhen und Tiefen gelebt. Jetzt komme ich ans Ende. Dass unser Leben entsteht, das ist eher Zufall – aber alles, was lebt, muss einmal sterben – das nun einmal sicher, todsicher.
Bis jetzt bin ich schmerzfrei und, sollte sich das ändern, habe ich auch keine Sorge, denn ich werde hier exzellent gepflegt. Das werde ich dann auch noch überstehen. Heute habe ich meine Todesanzeige noch einmal überarbeitet. Meine Tochter muss nur noch das Datum einsetzten … Und danach? Da habe ich meine ganz eigene Theorie. Das geht eher in Richtung Buddhismus und Pantheismus. Wir sind Materie und werden nach dem Tode auch wieder zu Materie: Wasser, Kalk, Eisen, Mineralien und so weiter. Das Ganze wird sich mischen und daraus könnte etwas Neues entstehen. Ein Tier? Ein Mensch? Oder ein Gänseblümchen vielleicht? Ob die Überlegung aufgeht, weiß natürlich niemand. Es ist ja noch keiner zurückgekommen …

Ω

Wolfgang Baum wohnte etwas länger als einen Monat im Johannes-Hospiz, im – wie er immer wieder betonte – schönsten Zimmer des ganzen Hauses. Eine Woche vor seinem Tod konnte er noch dank der Hilfe des Pflegepersonals einen Sommernachmittag in seinem Bett draußen im Garten verbringen, was er sehr genossen hat. In den letzten Lebenstagen wurde seine schöne Bariton-Stimme immer leiser. Er verlor zunehmend Kraft und hatte sehr zu seinem Leidwesen keinen Appetit mehr. Da war für ihn der Zeitpunkt gekommen mit seinem Leben abzuschließen. Er ist kurz vor seinem 82. Geburtstag ruhig, schmerzfrei und – man könnte sagen – zufrieden gestorben.

VIELFÄLTIG MIT DEM HOSPIZ VERBUNDEN

Christa Neuhaus (70) und Peter Blasy (71)

P*eter:* Wir haben im Hospiz geheiratet, Christa und ich. Ja, das gibt es auch. Es wird nicht nur gestorben dort, es wird auch gefeiert und gelacht. Glauben Sie mir, ich muss es wissen, denn seit 17 Jahren bin ich regelmäßig da. Wir haben unsere Liebe zueinander von Pater Martin, dem damaligen Hospizseelsorger, einsegnen lassen. Es war ein sehr bewegender Moment für uns beide und natürlich auch für alle unsere Verwandten und Freunde. Und nachher gab es ein herrliches Fest im Garten. Alle waren begeistert. „Warum ausgerechnet im Hospiz?" haben uns viele gefragt. So schnell lässt sich das nicht beantworten, das ist eine lange Geschichte.

Christa: Wir hatten uns drei Jahre zuvor hier im Johannes-Hospiz in Münster kennengelernt. Unter traurigen Umständen, das kann man sagen, ja. Mein Mann war einer der ersten Bewohner dort. Das Haus hatte gerade eröffnet, als klar wurde, dass seine letzte Zeit angebrochen war und ich ihn zu Hause nicht mehr alleine pflegen konnte. Und so kam Hans-Hubert ins Hospiz. Und ich mit ihm.

Peter: Bei mir war es so: Meine Frau und ich zogen einige Monate später ins Hospiz ein. Brigitte hatte Krebs im Endstadium. Sie hat ihre letzten drei Lebensmonate hier verbracht, und seit der Zeit arbeite ich in diesem Haus als ehrenamtlicher Mitarbeiter. Nicht mehr so oft wie am Anfang, aber ich möchte meine 20 Jahre auf jeden Fall voll machen. Das Hospiz gehört unbedingt zu meinem, zu unserem jetzt schon seit langem gemeinsamen Leben dazu. Aber es gab natürlich auch ein Leben vor dem Hospiz.
Meins fing unter keinem so guten Stern an, denn ich wurde in den Nachkriegswirren auf der Flucht in Österreich geboren. Meine Eltern stammten aus Siebenbürgen, einer deutschen Enklave in Rumänien. Vater war in Kriegsgefangenschaft in Italien, und meine Mutter musste sehen, dass sie sich hochschwanger mit mir und mit meiner damals fünfjährigen Schwester durchschlug. Letztendlich sind wir nach Münster gekommen, wo Mutter uns später – da sie ja arbeiten musste, um zu überleben – einem Kinderheim überließ. Da lebten wir sechs Jahre lang. Das waren schlechte Zeiten damals, es gab nicht viel. Aber dort habe ich gelernt mich durchzubeißen,

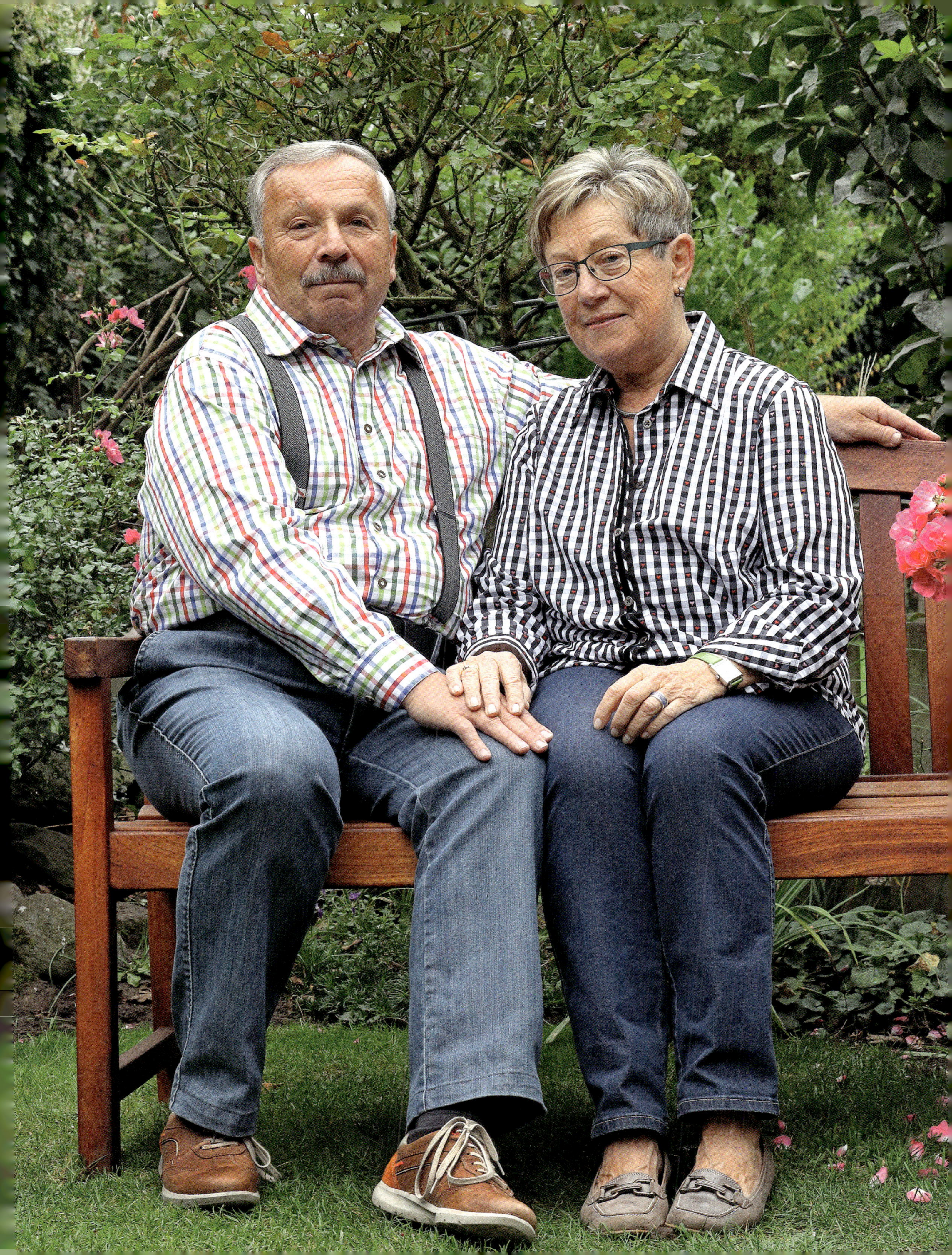

mich durchzusetzen gegen die Größeren, die Stärkeren. Das hat mir auf jeden Fall nicht geschadet. Nur ein Zuhause fehlte doch. Das bekam ich dann, als mein Vater und meine Stiefmutter mich zu sich holten. Meine Schwester kam zu meiner Mutter. Sie sind nicht lange danach nach Australien ausgewandert. Dort muss es also irgendwo noch Verwandte geben, aber ich weiß nicht wo, und meine Bemühungen Kontakt aufzunehmen, sind leider alle im Sande verlaufen.

Christa: Mein Elternhaus empfand ich als streng. Gehorsam wurde bei uns großgeschrieben. So habe ich mich selbstverständlich gefügt, als mein Vater mich zur Handelsschule schickte. Das war so gar nicht mein Wunsch und Weg. Ich war eher kreativ veranlagt – doch so etwas wurde damals nicht berücksichtigt. Das hat mich lange noch belastet. Aber es kam, wie es kam, und ich musste danach in Vaters Betrieb eine kaufmännische Lehre absolvieren. Widerwillig und lustlos. Einfach war anders, aber die Zeiten waren auch anders – wie gesagt, mein Vater war sehr streng und ich erst 14 Jahre alt. Nach der Ausbildung habe ich acht Jahre lang in unserer eigenen Firma das Büro geführt und nebenher alles erledigt, was so anfiel. Ich habe zum Beispiel den Reinigungsdienst für Haus und Hof übernehmen müssen und zwar am Samstag, wenn alle anderen ins Wochenende gingen. Wenn meine Mutter nicht gewesen wäre, hätte ich wahrscheinlich eines Tages alles hingeworfen. Mutter war als junge Frau aufgrund einer Krankheit taub geworden. Wir konnten uns aber immer gut verständigen, da sie alles vom Mund ablesen konnte. Mutter war unsere Bezugsperson. Ich glaube, ihretwegen habe ich auch die Arbeit zu Hause ausgehalten.

Meine Schwester habe ich damals beneidet. Sie durfte eine Lehre bei der Stadtverwaltung machen. Mit ihr habe ich mich übrigens als Kind nicht sonderlich gut verstanden. Sie ist auf den Tag genau fünf Jahre jünger. Der Altersunterschied und unser beider Temperament sorgten für viel Zündstoff. Ich habe sie auch wohl oft geärgert. Über manche Geschichten können wir heute herzlich lachen, denn seit wir beide erwachsen sind, ist zwischen uns alles im Lot. Sie hat drei prächtige Kinder, zu denen ich einen guten Draht habe.

Selbst habe ich keine Kinder – es sollte wohl nicht sein. Meinen ersten Mann habe ich mit 24 Jahren geheiratet. Er war ein warmherziger, aber stiller Mensch und hat sehr viel, vielleicht zu viel gearbeitet. Als wir in unsere eigene Wohnung zogen, hatte ich endlich Abstand von Zuhause. Ich habe dann eine verantwortliche Bürotätigkeit angenommen – das hatte ich ja nun mal gelernt und war beruflich endlich frei in meinen Entscheidungen –, das war toll! Ich wurde ernst genommen, hatte zum ersten Mal nette Kolleginnen und habe mich sehr wohl gefühlt damals.

Peter: Mein Wunsch ist es von jung an immer gewesen, Bäcker oder Koch zu werden. Das habe ich durchgesetzt und als Bäckergeselle dann noch eine Lehre als Koch drangehängt. So kam ich mit zwei Berufen zur Bundeswehr. Zwei Jahre später wurde ich nach einem Herzinfarkt immer noch krank entlassen und fing mit einem Balkanimbiss an. Da habe ich gut verdient, aber im Hinterkopf war immer der Wunsch zur See zu fahren. So kam es dann auch. Angeheuert in Hamburg und dann auf Große Fahrt. Das war gut, das hat mir gefallen. Ich hätte es vielleicht auch länger gemacht, aber ich hatte mittlerweile meine Freundin, Brigitte, und die war an Land in Münster. Da war die Liebe zu ihr doch größer als die Liebe zur See … Also, wir haben geheiratet, bekamen unseren Sohn Michael, und ich wurde LKW-Fahrer. Dabei bin ich dann geblieben.

Christa: Als mein erster Mann krank wurde, ernsthaft krank, war ich noch relativ jung. Und als er dann leider sehr plötzlich starb, stand ich auf einmal alleine da. Das war nicht einfach, damit rechnet man in dem Alter ja nicht. Es war eine schwere Zeit für mich. Aber – Kopf hoch! – eine neue, interessante Arbeit hat mir Zufriedenheit verliehen und mir geholfen, wieder ins normale Leben zurückzufinden. Etwas ganz Anderes dieses Mal, etwas, das mich wirklich gefordert hat: Stationshilfe in einem psychiatrischen Krankenhaus. Ohne viel Vorbildung bin ich ins kalte Wasser gesprungen und habe dort mit unglaublich viel Freude und Elan gearbeitet. Mit den Patienten konnte ich gut umgehen und sie im hauswirtschaftlichen Alltag anleiten. Das war eine sinnvolle Tätigkeit, und es gab ein gutes Miteinander auch mit dem Pflegepersonal. Ich glaube, ich wäre noch heute dort, hätte ich nicht meinen zweiten Mann kennen- und lieben gelernt.

Hans-Hubert war neun Jahre älter und hatte schon zwei erwachsene Kinder. Er war Witwer. Unsere Beziehung war von Anfang an stimmig. Der Umzug zu ihm nach Münster ist mir auch deshalb nicht schwer gefallen. Es war eine gute Fügung, dass wir uns gefunden hatten – es passte einfach alles!

Aber den ganz normalen Ehe-Alltag haben wir nicht mehr erleben können, denn Hans-Hubert ist nicht lange nach unserer Hochzeit erkrankt. Ich übertreibe nicht, wenn ich behaupte, dass gefühlsmäßig eine Katastrophe über uns hereinbrach. Die Diagnose: Gehirntumor. Nach der Operation haben wir kurz Hoffnung schöpfen können, aber dann folgte ein Schlaganfall, und mein Mann konnte plötzlich Vieles nicht mehr. Unter anderem war sein Sprachzentrum schwer beeinträchtigt. Es war für mich furchtbar, nicht mehr richtig mit ihm sprechen, diskutieren und sich austauschen zu können, denn das war in unserer Beziehung sehr schön gewesen – er war ein Mann der Worte. Aber es sollte so sein, was kann man mehr sagen? Nur, bis man so weit ist, dass man das akzeptieren kann …

Peter: Wir waren insgesamt 33 Jahre verheiratet. In unserer Freizeit sind wir gern gewandert und Rennrad gefahren in den Bergen in Österreich und Bayern. Das war immer sehr schön, ich liebe die Berge! Aber als dann die Krankheit meiner Frau kam, konnten wir solche Touren nicht mehr machen. Krebs, Leukämie, Hirntumor. Ein Leidensweg, das kann man so sagen. Neun Jahre lang. Aber wenn Gitte nicht im Krankenhaus war, haben wir ganz normal gelebt. Wir waren anfangs sehr optimistisch und brauchten keine psychologische Hilfe.

Christa: Nach dem letzten Klinikaufenthalt wollte ich Hans-Hubert nach Hause holen, aber seine behandelnde Ärztin meinte dann zu mir: „Das können Sie alleine nicht schaffen, eine 24-Stundenpflege ist für eine Person sogar für eine kurze Dauer nicht zu leisten." Sie hat mich auf das Johannes-Hospiz hingewiesen. „Dort wird Ihr Mann gut aufgehoben sein." Hospiz, habe ich gedacht, Hospiz, was ist denn genau ein Hospiz? Ich wusste nur, dass das Wort „Herberge" bedeutet, und tatsächlich wurde es dann auch zu einer Herberge für uns.
Den ersten Schritt in dieses Haus wollte ich nicht alleine tun – wie gut, dass meine Schwester mich begleitet hat, denn ehrlich gesagt, ohne ihre Unterstützung hätte ich mich kaum getraut. Dort empfing uns eine wohltuende Atmosphäre und ein tolles Pflegeteam. Im Gespräch über die Aufnahme von Hans-Hubert gab es natürlich auch sehr emotionale Momente. Denn es ging nicht nur um meinen Mann, man fragte auch nach meinen Gefühlen. Das tat – trotz Tränen – gut, und ich hatte sofort Vertrauen.

Peter: Viel haben wir über Sterben und Tod nicht gesprochen. Auch im Hospiz nicht. Bis zu dem Moment, als mir Schwester Waltraud, eine tolle Pflegekraft, die übrigens immer noch im Hospiz arbeitet, sagte: „Herr Blasy, Sie müssen mit Ihrer Frau darüber sprechen." Da habe ich mir viele Gedanken gemacht, wie ich meiner Frau erkläre, dass sie bald sterben wird. „Stell Dir eine Waage vor, Gitte", habe ich gesagt,

„die eine Seite ist gut, die andere ist schlecht. Lange war die gute Seite unten, aber in letzter Zeit gewinnt die schlechte Seite." Sie hat es verstanden, denn als wir einige Tage später zusammen saßen, schaute sie mich so an und sagte: „Du bist noch jung genug, such' Dir eine neue Frau." „Nein", habe ich gesagt, „das tue ich nicht, ich will nur Dich." Aber da meinte sie nur: „Das wird aber nichts mehr." Wir hatten vorher kaum über die letzten Dinge geredet, auch weil ich nah am Wasser gebaut habe. Das war immer schon so. Dann fang' ich an zu weinen. Aber es war gut, dass sie wusste, dass ich es weiß – und umgekehrt. Wir haben danach noch viel regeln können. Sogar ihre Grabstätte haben wir zusammen ausgesucht.

Christa: Hans-Hubert und ich haben neun Monate im Hospiz gelebt. Morgens bin ich mit dem Fahrrad dorthin, und abends zum Schlafen war ich wieder daheim. Mein Zuhause – obwohl es leer war – brauchte ich dringend, um ein wenig zur Ruhe zu kommen, um meine Gedanken ordnen zu können.
Da ich immer den ganzen Tag im Hospiz verbrachte, habe ich mich zwischendurch gern auch einmal nützlich gemacht, Blumen und Pflanzen versorgt, hier und da eine Kerze aufgestellt. Schönes für die Sinne! Und Sie werden es nicht glauben, das mache ich immer noch. Als ehrenamtliche Mitarbeiterin bin ich für den Blumenschmuck im Haus zuständig. Einmal in der Woche lasse ich dort meinen „grünen Daumen" walten. Ja, das ist genau das Richtige für meine kreative Ader. Und das werde ich auch weiter machen, so lange ich kann.
Aber natürlich war ich damals an erster Stelle für meinen Mann da: Ich habe ihm vorgelesen, wir haben unsere Lieblingsmusik gehört, wir haben zusammen gegessen. Gelegentlich habe ich zu Hause vorgekocht und es dann im Hospiz für uns angerichtet. Und ja, wir konnten auch gut miteinander schweigen.
Da ich ein kontaktfreudiger Mensch bin, habe ich oft das Gespräch mit anderen Angehörigen gesucht und mich bei einem Kaffee ein wenig entspannt. Da war zum Beispiel Peter, der seine Kreativität in der Küche auslebte und seine Frau mit selbstgekochten Leckereien verwöhnte. Seine Lebendigkeit und sein spezieller Humor zeichneten oft ein Lächeln in die Gesichter von Bewohnern, Besuchern und Personal. Als seine Brigitte einen Monat vor meinem Hans-Hubert starb, dachte ich so: „Ach, dann kommt der Peter ja gar nicht mehr, er wird mit seiner aufmunternden Art allen fehlen."
Je länger wir im Hospiz waren, desto weniger Besuch kam. Das ist nun einmal so. Mein Vater, meine Schwester waren mir verlässliche Begleiter. Ebenso Corina, mei-

ne damals noch kleine, temperamentvolle Nichte. An Kindern hatte Hans-Hubert immer Spaß. Er freute sich, das merkte man deutlich. Dann lachte er auch. Die Kinder gingen immer zwanglos mit ihm um. Das war schön. Besondere Freude brachten natürlich auch seine fünf Enkelkinder! Ich habe ein Fotobuch angelegt über die Hospizzeit. Für die Nachwelt sozusagen. Die Enkel waren damals doch noch klein. Sie haben keine direkte Erinnerung mehr an ihren Opa. Er starb ja schon mit 64 Jahren.
Es war eine Zeit, die mir viel abverlangt hat. Ich bin ja manchmal ein ganz schön ungeduldiger Mensch. Da kam auch mal aus lauter Verzweiflung richtig Wut auf! Das Personal war aufmerksam und hat das gespürt, und es wurde mir vorsichtig eine Gesprächstherapie vorgeschlagen. Das wollte ich nicht so recht, aber letztendlich hat es mir gut getan! Auch die Maltherapie hat mich in gewissem Sinne beruhigt. Aber alles in allem war es anfangs schwer, schwer, schwer. Ich hatte mich auf ein anderes, erfüllteres Leben gefreut. In meiner Vergangenheit hatte ich schon so viel mit Krankheiten zu tun gehabt. Da denkt mal schon mal „Warum wir? Warum ich?" Aber irgendwann akzeptiert man es, nimmt das Schicksal an. Als Hans-Hubert ruhig eingeschlafen ist, war es irgendwie auch eine Erlösung, wenn man das so sagen darf. Für ihn und für mich. Zuerst war ich dann nicht mehr so häufig im Hospiz, aber nach und nach bin ich gern wieder dorthin geradelt, später auch zu unserem kleinen Gesprächskreis für Trauernde. Und da habe ich Peter besser kennengelernt.

Peter: Nach Gittes Tod war das Haus sehr leer. Unser Sohn wohnte ja schon lange nicht mehr bei uns. Ich war allein dort und fühlte mich verloren. Lieber war ich im Hospiz als zu Hause. Und wenn ich mal einen Tag nicht dort hinging, lief ich bestimmt fünf Mal zum Friedhof. Der war ja bei mir um die Ecke. Durch meine Herzkrankheit konnte ich auch nicht mehr arbeiten und wurde frühverrentet. Aber leichte Hausmeister- und Gartenarbeiten für das Hospiz habe ich gern übernommen. Da kannte ich alle, und die Gespräche dort taten mir einfach gut. Außerdem fühlte ich mich dort nahe bei Gitte – das auch. Kurzum, das Hospiz war mir Heimat geworden. Als damals der Gesprächskreis für Trauernde gegründet wurde, sahen Christa und ich uns dort regelmäßig, und es entstand eine schöne Freundschaft, die später zu Liebe wurde. Jetzt sind wir schon seit fast vierzehn Jahren ein glückliches Paar. Wir möchten zusammen alt werden. Vielleicht gelingt es uns ja – wir sind schon ein Stück weit auf dem Weg. Jeden Morgen wache ich auf und sage: „Wie schön, dass wir noch leben dürfen, dass wir noch so glücklich sein dürfen!"

Wir haben uns gerade ein Wohnmobil gekauft, und jetzt machen wir öfter schöne Reisen. Aber unsere Dienste im Hospiz sollen möglichst nicht darunter leiden. Denn wenn man sich dort engagiert, dann muss man auch verlässlich sein. Ein Ehrenamt muss man ernst nehmen und es ausfüllen, alles Andere macht keinen Sinn.

Christa: Ja, Peter und ich sind vielfältig mit dem Hospiz verbunden – das kann man wirklich so sagen. Und wenn seine Frau und mein Mann das von irgendwoher sehen könnten, wären beide bestimmt von Herzen mit uns einverstanden!

DAS WICHTIGSTE IM LEBEN IST UMSONST

Nicole Dickner (42)

Kurz bevor unsere Jüngste in den Kindergarten kam, acht Jahre ist das schon wieder her, habe ich mir überlegt, was ich in der neu gewonnenen freien Zeit am Vormittag machen kann. Damals war die Option, zurück in meinen Beruf als Bauzeichnerin zu gehen, organisatorisch nicht möglich, also habe ich mir erst einmal Gedanken gemacht, was ich wirklich gerne anfangen möchte. Ein Ehrenamt sollte es sein, soviel stand fest. Zeit schenken und etwas Sinnvolles tun. Und da gingen meine Gedanken schon schnell in Richtung Hospiz. Warum ausgerechnet Hospiz haben mich damals viele gefragt.

Ja, warum eigentlich ausgerechnet Hospiz? So genau kann ich das gar nicht erklären. Vielleicht, weil ich als junge Erwachsene schon mit schweren Krankheiten konfrontiert wurde. Nein, nicht ich selbst war betroffen, aber geliebte Menschen in meiner unmittelbaren Umgebung. Meine Mutter hat schon seit 18 Jahren Krebs. Eine enge Freundin sogar noch länger, und ich habe auch meine beiden Omas auf ihrem letzten Weg, wie es so schön heißt, begleiten dürfen. Also Krankheit, Sterben, Tod und alles, was damit zu tun hat – zum Beispiel die Themen Patientenverfügung und Pflege – sind bei uns schon lange an der Tagesordnung. Meine Mutter hat sich vor vielen Jahren gewünscht, dass ihre Krankheit nicht zum Dauerthema wird, sondern dass das ganz normal in den Alltag mit einfließt als natürlicher Teil des Lebens eben.

Wir, mein Mann, unsere beiden Söhne und unsere Tochter, leben zusammen mit meinen Eltern Tür an Tür. Und Oma wohnte früher auch bei uns. Ein Mehrgenerationenhaus könnte man das wohl nennen. Das ist schön für uns alle. Es gibt viel Nähe, aber, wenn erwünscht, natürlich auch die nötige Distanz. Als Oma bettlägerig wurde und ihre Pflege zu Hause für uns nicht mehr zu schaffen war, haben wir für sie einen Platz in einem Pflegeheim nicht so weit von hier entfernt gefunden. Sie und ich hatten eine sehr enge Beziehung, immer schon. Ich war so oft es ging bei ihr. Als absehbar wurde, dass Omas letzte Lebensphase zu Ende geht, haben meine Mutter und ich uns abgewechselt und Sitzwachen an ihrem Bett gehalten. Mein zweiter Sohn war da gerade geboren, und daher konnte ich natürlich nicht nachts da sein, aber das Pflegeheim hatte ehrenamtliche Mitarbeiter, die das dann übernahmen. Damals habe ich schon gedacht, das finde ich toll! Wenn meine Kinder größer

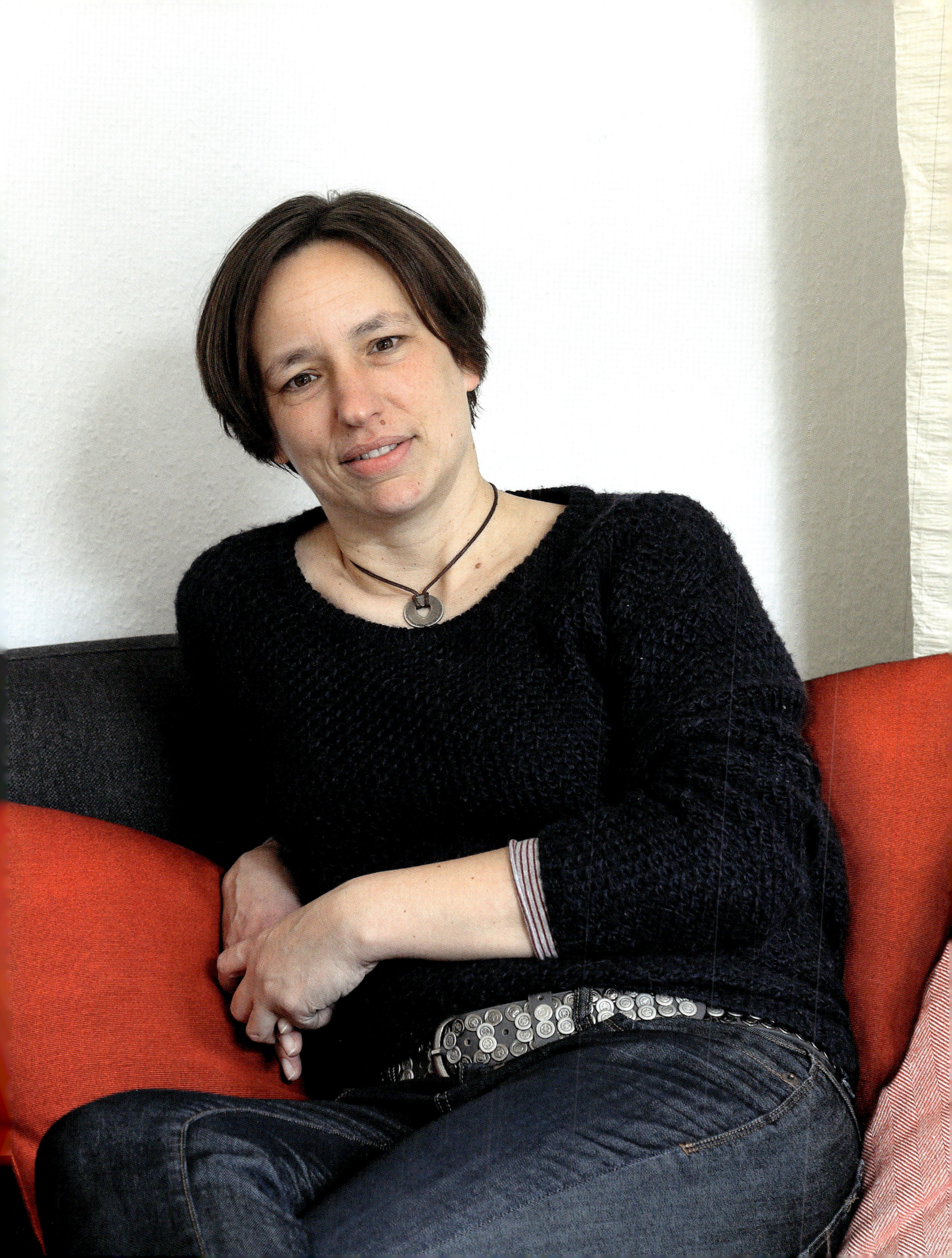

sind, kann ich mir das auch vorstellen, nachts dort zu sitzen, damit jemand für die Sterbenden da ist. Denn wenn ich einmal sterbe, möchte ich auch nicht alleine sein, dann möchte ich, dass jemand bei mir ist, der meine Hand hält.
Irgendwann habe ich mich entschlossen, einen Kurs bei der Hospizbewegung zu belegen. Ich war neugierig darauf, und es erschien mir auch äußerst interessant, das Leben einmal vom Ende her zu betrachten. Als ich dann vor acht Jahren Zeit hatte ein Ehrenamt zu übernehmen, habe ich mich mit dem Hospiz hier in Verbindung gesetzt und konnte nach einem Einführungskurs und einer kurzen Einarbeitungsphase dort anfangen. Zuerst an einem Vormittag in der Woche ehrenamtlich im Hauswirtschaftsdienst, aber mittlerweile auch an einem Wochenende im Monat hauptamtlich. Es ist eine abwechslungsreiche Arbeit, und man hat natürlich auch viel mit Menschen zu tun, mit Bewohnern und Besuchern. Da wird über das Wetter gesprochen, über das Fernsehprogramm von gestern, über ganz alltägliche Sachen meistens. Es gibt einen schönen Spruch über das Hospiz: Wir können dem Leben nicht mehr Tage geben, aber den Tagen mehr Leben. Daran muss ich oft denken, zum Beispiel wenn ich morgens das Frühstück mache. Dann lege ich ein Blümchen oder etwas Obst mit aufs Tablett, und wenn jemand sich dann freut, freue ich mich auch. Natürlich gibt es auch traurige Momente, dann versuche ich zu trösten, koche einen frischen Kaffee und setze mich dazu, wenn ich das Gefühl habe, dass das in dem Moment passt.
Zusätzlich arbeite ich auch noch in einem ganz anderen, externen Bereich. Da bin ich verantwortlich für den, man könnte sagen, „Außendienst" auf diversen Veranstaltungen und Märkten. Das mache ich jetzt seit drei Jahren zusammen mit einem Kollegen. Wir haben einen kleinen Verkaufswagen und stehen zum Beispiel auf den Flohmärkten in Münster. Es gibt rund 20 ehrenamtliche Mitarbeiter, die Schichten von einigen Stunden machen und unsere Leckereien zubereiten und verkaufen – alles für den guten Zweck natürlich. Die Stimmung ist immer super. Wir verkaufen meistens sehr gut und auch, wenn es für meinen Kollegen und mich lange Tage sind – bei den Flohmärkten von fünf Uhr morgens bis acht Uhr abends – macht es Riesenspaß. Ich sorge für Nachschub, räume ein und auf, unterhalte mich mit Menschen, die etwas mehr über die Hospizarbeit wissen möchten, verteile Prospekte und so weiter. Da kommt keine Langeweile auf. Aber auch der Einkauf am Vortag gehört dazu und der ganze Papierkram, das Saubermachen, die Auflagen vom Gesundheitsamt einhalten, das Abrechnen, nun ja eben alles. Wir sind alle sehr stolz auf den nicht unerheblichen Erlös für das Hospiz. Das ist, denke ich, eine sinnvolle Aufgabe, es kommt Geld herein, man wird gesehen, man kommt mit Menschen ins

Gespräch. Und es ist eine nette Truppe, ganz unkompliziert. Es wird viel gelacht, auch mit den Besuchern. Eine schöne Stimmung. Bald geht die Saison wieder los, und ich freue mich schon.

Die Aufgabe im Hospiz selbst ist natürlich eine vollkommen andere. Vielleicht ist es auch das, was mich zur Mitarbeit dort veranlasst hat. Diese Ambivalenz. Zu Hause unsere drei Kinder, also das pralle Leben. Dann fahre ich mit dem Fahrrad knappe 30 Minuten zum Hospiz und denke die erste Viertelstunde immer noch an die Mathe-Arbeit meines Sohnes oder den Hip-Hop-Unterricht meiner Tochter oder an was auch immer noch so anliegt daheim. Aber je näher ich zum Hospiz komme desto mehr gehen meine Gedanken dorthin. Was wird heute sein? Wie hat sich die neue Bewohnerin eingelebt? Wie geht es wohl dem netten Herrn von Zimmer acht? Ich sage immer, die Strecke mit dem Rad brauche ich für mein Seelenheil. Auf dem Rückweg geht es mir genauso, nur umgekehrt. Während der ersten Wegstrecke denke ich zurück an meinen Dienst, an die schönen und manchmal auch traurigen Erlebnisse, und wenn ich dann ungefähr die Hälfte meiner Fahrradstrecke hinter mir habe, gehen die Gedanken wieder in Richtung Zuhause – auch da gibt es jeden Tag Neues. Unsere Kinder sind 10, 14 und 16 und sagen immer: Die Pubertät ist die Zeit, wo die Eltern schwierig werden … Aber alle drei sagen auch: Mama mach mal, wir schaffen das hier schon, wenn du mal nicht da bist. Und es hat alles bisher auch sehr gut geklappt – wirklich.

Überraschungen gibt es immer wieder im Hospiz. Eines Tages kam eine neue Bewohnerin dort an und erkannte mich sofort. Es war die Mutter von Mara, einer meiner besten Freundinnen aus der Kinderzeit. Wir hatten uns aus den Augen verloren, aber fanden uns im Johannes-Hospiz wieder. „Meine Mama hat uns wieder zusammengebracht", sagt Mara immer. Leider wohnt sie in Frankreich, und wir können uns nicht so oft sehen, aber das Internet macht ja einen engen Kontakt auch über weite Distanzen möglich. Wie schön!

Meine Mutter ist jetzt 71 und hat seit ihrem 53. Lebensjahr ihren Krebs, der immer wieder in anderer Form auftaucht. Sie ist aber ein echtes Stehaufmännchen, das sagen sogar die Ärzte. Im letzten Sommer allerdings haben wir geglaubt, sie wird es nicht mehr schaffen. Sie lag sehr lange auf Leben und Tod auf der Intensivstation und alle – die behandelnden Onkologen, wir, ihre engsten Familienmitglieder, und auch sie selbst – haben gedacht, das ist nun das Ende. Ich war manchmal richtig verzweifelt. In dieser Situation haben mir im Hospiz viele geholfen und mich getröstet. Es tat mir so gut, dort über meine Ängste und Sorgen reden zu können. Nun ja,

es ist natürlich geschultes Personal, aber es waren gleichzeitig auch meine lieben Kollegen – keine Fremden eben. Danach bin ich jedes Mal nach Hause gefahren und habe gedacht „Ok, du machst das schon richtig, so wie du mit der Krankheit deiner Mutter umgehst." Immer dreht es sich auch um das Thema Loslassen, und jeder macht das auf seine eigene Art und Weise. Mein Vater und ich waren meiner Mutter immer sehr nahe. Und wenn er geschwächelt hat, sag ich mal in Anführungsstrichen, dann war ich stark und umgekehrt. Das war schon eine schwere Zeit, aber auch eine sehr intensive Zeit miteinander, von der ich rückblickend sagen kann, dass ich sie nicht missen möchte. Ich habe oft nachgefragt, wie Mama sich fühlt, und wir hatten tiefgehende Gespräche, wovon sie heute allerdings nichts mehr weiß, aber es war gut, wirklich gut so. Sie selbst hatte zwischendurch auch das Gefühl, dass sie sterben würde. Wir haben sehr offen darüber reden können und haben uns, als die Situation fast aussichtslos erschien, bewusst voneinander verabschiedet. Und dann hat sie doch noch einmal Zeit zum Leben geschenkt bekommen!
Seit Jahren trage ich tagein, tagaus einen Anhänger, auf dem geschrieben steht: „Das Wichtigste im Leben ist umsonst". Und das stimmt. Für mich ist das Wichtigste die Liebe. Lieben und geliebt werden. Und all diese Lieben reichen über den Tod hinaus. Auch deshalb glaube ich, dass es nach dem Tod noch etwas geben wird. Vielleicht doch ein Weiterleben? Dass wir uns alle später wiedersehen werden, das ist für mich ein schöner Gedanke. Das macht die Akzeptanz des Todes einfacher, erträglicher, tröstlicher. Als meine Oma im Sterben lag, hat meine Mutter zu ihr gesagt: „Grüß' Papa von mir." Und ich war als Elf-, Zwölfjährige unsterblich in Elvis Presley verliebt, der zu dem Zeitpunkt schon nicht mehr lebte, und hab immer gedacht „Wenn du einmal tot bist, triffst du da oben endlich Elvis!" Verrückt, oder? Aber trotzdem bin ich fest davon überzeugt, dass es irgendetwas für uns alle geben wird danach.

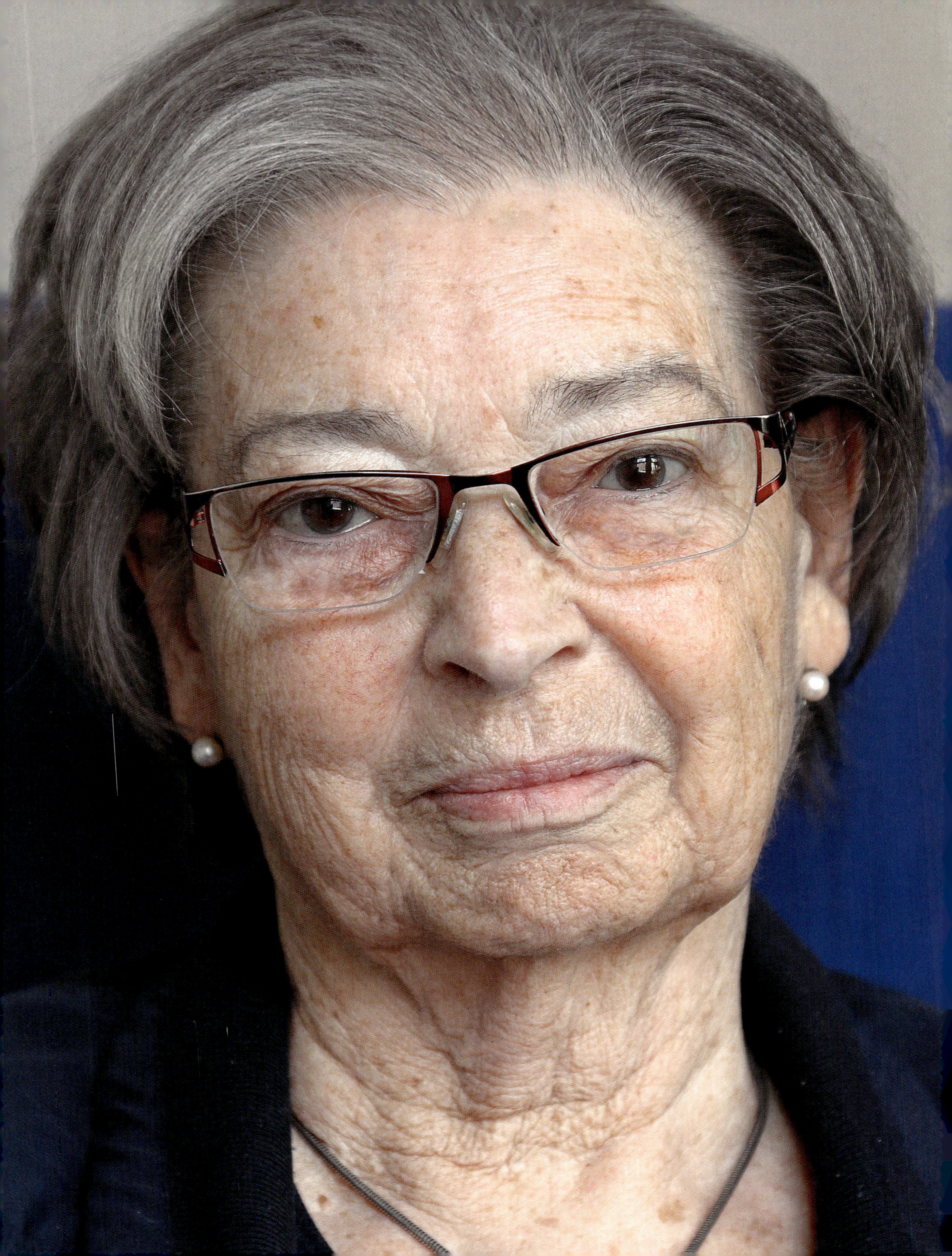

VON LIEBENDEN MENSCHEN UMGEBEN

Marianne Stöcker (80)

Wenn ich jetzt, so kurz vor meinem Tod, auf mein Leben zurückblicke, dann mit einem Gefühl der Dankbarkeit. Die Umstände waren oft nicht rosig, aber es hätten keine besseren Menschen um mich herum sein können! Mein Mann, meine Töchter, die Eltern, Großeltern, Verwandte, die ganzen Freunde und Bekannte. Gerade in schwierigen Zeiten ist es lebenswichtig, von liebenden Menschen aufgefangen zu werden. Mein ganzes Leben hindurch habe ich das so erfahren dürfen. Das ist mein eigentlicher Reichtum. Auch und gerade jetzt noch hier im Hospiz, wo ich liebevoll umsorgt werde und mir jeder Wunsch von den Lippen abgelesen wird. Ich bin nicht der Mensch, der große Forderungen stellt, aber wenn man die Liebe, mit der hier gearbeitet wird, durch kleine Gesten und Aufmerksamkeiten spürt, dann erfüllt einen das mit Freude, besonders auch an schlechten Tagen.

Mein Leben fing dramatisch an, denn bei meiner Geburt ist meine leibliche Mutter gestorben. Die Lieblingscousine meiner Mutter und eine Tante, die beide kinderlos waren, hätten mich gerne zu sich genommen. Mein Vater entschied aber, mich in ein Kinderheim zu geben, da er wusste, dass er mich – sollte er erneut heiraten – dann nicht mehr aus einer anderen Familie hätte herausreißen dürfen. Auf den Fotos, die aus dieser Zeit noch von mir existieren, sehe ich ernst und traurig aus.

Vati hat dann tatsächlich wieder geheiratet, und ich kam nach Hause, nach Magdeburg, und hätte mir keine bessere zweite Mutter wünschen können. Sie hat sich sehr verantwortlich für mich gefühlt. Später im Leben, als meine Eltern älter wurden, habe ich etwas zurückgeben können, indem ich sie umsorgt und dann auch gepflegt habe.

Mein Vater hatte eine große Gebietsvertretung für die Firma „4711" und war die ganze Woche unterwegs. Mutti war mit mir alleine. Wir waren ein Herz und eine Seele. Aber als der Krieg ausbrach, wurde alles anders. Vati wurde als Sanitäter eingezogen und kam – von einigen wenigen Heimaturlauben abgesehen – erst lange nach Kriegsende wieder aus der Gefangenschaft zurück. Wir waren auf uns gestellt, wurden aufs Land evakuiert, lebten zwischendurch auch bei den Großeltern in Leipzig und mussten sehen, wie wir über die Runden kamen. Ich habe bestimmt

achtmal die Schule gewechselt, aber das ging anderen Kindern damals auch so. Am Ende des Krieges ist unser Haus in Magdeburg völlig ausgebombt worden, und wir besaßen von einem Tag auf den anderen nichts mehr. Wo Vati war, wussten wir nicht. Eine Postkarte, die er uns geschrieben hatte, kam erst anderthalb Jahre später an. Er hat als Kriegsgefangener überlebende Juden, die an Flecktyphus lebensgefährlich erkrankt waren, im Lager Dachau gepflegt und hat von den armen Menschen nur Gutes erfahren – und das nach allem, was die Deutschen ihnen angetan hatten. Das hat er oft voller Bewunderung und Dankbarkeit erzählt.
In den schlechten Jahren nach Kriegsende haben wir wirklich hungern müssen. Meine liebe Omi brachte mir einmal abends, als ich schon im Bett war, ein Stückchen frisches Brot, ein „Knäppchen" nannten wir das. Das war etwas Wunderbares. Sie hat es sich bestimmt vom eigenen Munde abgespart. Mir hat in meinem ganzen Leben nichts so gut geschmeckt wie diese knusprige Scheibe Brot! Von dem Geschmack könnte ich heute noch träumen. Die Großeltern haben alles, wirklich alles für mich getan. Ich habe ganz großes Glück gehabt mit meiner Familie.
Als ich 14 Jahre alt war, ist mein Vater in der Westen gegangen. Er konnte wieder bei seiner alten Firma anfangen, und wir sollten dann später nachkommen. Aber das durfte natürlich niemand wissen, denn inzwischen hatten die Russen ja die Grenze geschlossen. Deutschland war geteilt. Also haben wir zu allen gesagt, dass Vati uns verlassen hat. Gleichzeitig aber haben wir nach und nach angefangen, den ganzen Hausrat, also Geschirr, Teppiche, Bettwäsche, Kleidung, Küchensachen und so weiter in Sieben-Kilo-Paketen zu verstauen. Wie oft sind Mutti und ich mit der Straßenbahn kreuz und quer durch die Stadt zu den verschiedensten Postämtern gefahren! Denn es durfte auf keinen Fall auffallen, dass wir so viel in den Westen schickten. Ich konnte auch keine Freundinnen mehr in die halbleere Wohnung einladen und erfand immer neue Ausreden, bis wir endlich in den Sommerferien 1950 nach Berlin gefahren sind. Mit unseren letzten Sachen im Gepäck und mit Muttis sorgfältig eingewickeltem Gummibaum. Sie muss diesen Ficus heiß und innig geliebt haben, denn wir haben ihn den ganzen Weg von Magdeburg über Berlin und Hannover bis nach Münster mitgeschleppt. Die Pflanze mit den großen Blättern hat sich auch in Westdeutschland wohlgefühlt, denn sie hat sich noch bestimmt 40 Jahre lang fast durch das ganze Wohnzimmer meiner Mutter geschlängelt. Ist das nicht verrückt? Die Reise war abenteuerlich, und da wir keinen Pfennig Westgeld hatten, musste Mutti für die Busfahrkarten in den Westen ihren Brillantring als Pfand hinterlassen. Und ich weiß noch, dass ich mit meiner ersten Banane nichts

anfangen konnte, denn Bananen gab es im Osten nicht, und ich wusste überhaupt nicht, wie man die schält …

Dann also Münster, wo meine Eltern trotz großer Wohnungsnot damals relativ schnell doch eine Bleibe für uns gefunden haben. Endlich waren wir wieder zusammen. Der Vermieter stellte uns seine Gartenmöbel zur Verfügung, denn wir hatten zwar unsere vielen Sieben-Kilo-Pakete, aber keinen Tisch, keinen Stuhl und keinen Schrank. Die Großeltern väterlicherseits halfen natürlich auch, wo sie konnten. Langsam aber sicher kehrte wieder etwas Normalität in unser Leben ein.

Ich war mittlerweile 15 und habe mich, trotz Heimweh, relativ schnell an diese andere, neue Welt gewöhnt. Nur auf dem Gymnasium, da hatte ich doch Schwierigkeiten, denn als einzige Fremdsprache hatte ich bisher Russisch gelernt, und in Englisch, Französisch und Latein gab es viel – zu viel – nachzuholen. Aus dieser Zeit stammt meine innige Freundschaft mit Ulla, die bis heute anhält. Das ist etwas ganz Besonderes. Sie ruft mich jeden Tag an und hat mich am vergangenen Wochenende hier im Hospiz besucht, die ganze Strecke ist sie mit ihren 80 Jahren noch mit dem Auto gefahren, nur um mich zu besuchen. Das meine ich, wenn ich sage, dass ich mich geborgen fühle inmitten aller meiner Lieben.

Nach der Höheren Handelsschule habe ich mit Anfang 20 als Angestellte bei einer großen Versicherungsfirma angefangen zu arbeiten, und irgendwann bin ich dort meinem Mann Helmut begegnet. Er war acht Jahre älter als ich, baute gerade ein Haus, und als das endlich fertig war, haben wir 1962 geheiratet. Ich hätte gerne noch weiter gearbeitet, aber das war damals ja nicht üblich. Heute würde ich das bestimmt anders machen. Aber dann wurde unsere Älteste, Martina, geboren, und zwei Jahre später kam Gaby. Und ich hatte mit den Kindern, dem Haus, dem großen Garten, der Sorge für Eltern und Schwiegereltern bestimmt keine Langeweile. Und einen Hund haben wir auch immer gehabt. Der letzte, ein ganz lieber Border Collie, den ich von meinem Schwiegersohn bekommen habe, ist vor einem halben Jahr gestorben. Das war ein großer Verlust für mich. Denn Carry war so einfühlsam und wusste genau, wann es mir schlecht ging. Dann kam sie an und schmiegte ihren Kopf an mich. Ach, liebe Carry. Als mein Mann noch lebte, war sie die einzige, die auf ihre Weise noch mit ihm kommunizieren konnte. Auch für Helmut war der Hund bestimmt eine große Stütze.

Mit unseren beiden Töchtern gab es von Anfang an nie Probleme. Sie waren immer fleißig in der Schule, das lief von alleine, und sie haben beide beruflich wirklich ihren Weg gemacht. Trotzdem mache ich mir Sorgen, wie alles nach meinem Tod weitergehen wird. Vielleicht kann ich, wenn ich im Himmel bin, ab und zu runterschauen. Ja, so bin ich, ich möchte gern die Kontrolle behalten. Und ich hätte, ehrlich gesagt, noch gerne meine Steuererklärung für das letzte Jahr fertig gemacht, damit Tina und Gaby sich damit nicht herumplagen müssen. Aber das schaffe ich nicht mehr. Zum Glück haben wir das Allermeiste schon geregelt, das Erbe, die Beerdigung. Ich bin im Kinderheim damals katholisch getauft worden, wurde allerdings dann in Magdeburg konfirmiert, da meine zweite Mutter evangelisch war. Als Gaby, unsere Jüngste, Kommunion feierte, wurde ich wieder katholisch, mehr für die Familie als aus Überzeugung allerdings. Für mich spielt es keine Rolle, welcher Konfession man angehört. Ich bin Christin, das genügt.

Vater ist 1978 an Krebs gestorben. Später, genau zu dem Zeitpunkt, als mein Mann pensioniert wurde, ist meine Mutter dann bei uns eingezogen, da sie immer mehr Hilfe benötigte. Das waren keine einfachen Jahre für uns alle. Ich wollte es jedem recht machen, aber das ging nicht. Ich hatte immer ein inniges Verhältnis zu meiner zweiten Mutter, aber sie veränderte sich im Alter doch. Ich habe sie die letzten vier Jahre ihres Lebens bei uns zu Hause gepflegt. Sie ist 89 Jahre alt geworden.

Nach ihrem Tod hatten mein Mann und ich noch gute und schöne Jahre miteinander. Wir haben viele Reisen gemacht, auch im Anfangsstadium seiner Demenz noch. Oft sind wir mit Freunden zusammen verreist, die dann auch auf Helmut aufgepasst haben. Da habe ich wieder gemerkt, wie wichtig es ist, gute Freunde zu haben. Alleine hätte ich diese Reisen mit meinem Mann nicht mehr machen können. Die Pflege war nicht einfach, aber man lernt es und lernt auch damit zu leben. Ich hätte ihn nie irgendwo in einer fremden Umgebung untergebracht, aber als ich selbst so krank wurde, ging es nicht anders. Meine Krebsoperation stand bevor, und ich musste meinen Mann in die Kurzzeitpflege geben. Das hat er nicht verkraftet und ist nach zwei Tagen dort verstorben. Sie können sich vielleicht vorstellen, was das für mich bedeutete. Ich war todkrank, hatte gerade meinen Mann verloren und lag zum zweiten Mal für längere Zeit im Krankenhaus. Ich sah keine Zukunft mehr, keinen Sinn darin weiterzuleben. Ich war in Traurigkeit gefangen und hatte mich schon auf meinen Tod eingestellt.

Aber dann haben mich meine lieben Töchter ins Leben zurückgeholt. Sie haben mich wortwörtlich gerettet. „Wir müssen uns Ziele setzen", haben sie gesagt und mir die schönsten Sachen ausgemalt, bis ich genug Mut gefasst hatte und wieder weiterleben wollte. Diese Ziele waren wunderbare Urlaube zu dritt. Kreuzfahrten im Mittelmeer, Spaziergänge an der Nordsee. Ach, wie war das schön! Es hat Tina und Gaby und mich noch enger miteinander verbunden. Es waren, ungeachtet der Krankheit, wunderbare Jahre. Mein letztes Ziel war mein 80. Geburtstag, den ich mit all meinen Lieben gefeiert habe. Mit allen, die mich immer wieder unterstützt haben, die mir immer wieder Mut gemacht haben. Auch jetzt noch.

Vor vier Jahren habe ich festgelegt, dass ich meine letzte Zeit im Hospiz verleben möchte. Damals hatte ich auch schon einen Koffer für alle Fälle gepackt. Meine Kinder sollten mich nicht pflegen – ich weiß, was das bedeutet – nein, das wollte ich auf gar keinen Fall!

Seit ich wusste, dass ich nicht mehr lange zu leben habe, habe ich die Welt ein wenig anders wahrgenommen als vorher. Jedes Jahr habe ich gedacht: „Das soll also jetzt mein letzter Frühling sein". Und bin sehr bewusst und gleichzeitig auch etwas melancholisch durch die Natur und den Garten gegangen. Eine ganz besondere Erfahrung, die ich dann noch vier Mal erleben durfte. Wie schön das war, weiß nur ich.

Jetzt ist aber wirklich meine letzte Zeit angebrochen. Die Erschöpfung nimmt immer mehr zu, ich mag nicht mehr essen, alles fällt mir schwer. Es ist genug gewesen. Eine liebe Freundin hat mich im Hospiz angemeldet, und ich konnte schon am nächsten Tag mein Zimmer beziehen. Angst vor dem Ende habe ich nicht, im Gegenteil, ich hoffe, dass ich nicht mehr lange darauf warten muss. Das Einzige, was mir zu schaffen macht, ist der Verlust meiner Selbständigkeit. Es fällt mir schwer, mir mit wirklich allem helfen lassen zu müssen. Das liegt sicher an meiner Mentalität. Ich möchte gern noch mitbestimmen können, wann und wie ich aus dem Leben scheiden werde. Aber vorerst habe ich hier die beste Versorgung, die es gibt, und bin umgeben von liebevollen Menschen. Ich fühle mich im wahrsten Sinne des Wortes geborgen. Bis zum Schluss – hoffe ich.

Ω

Marianne Stöcker wohnte fast einen Monat im Johannes-Hospiz. Sie freute sich sehr über die vielen Besucher, Anrufe, E-Mails und Blumen, die sie bekam. Eine Woche vor ihrem Tod hat sie, zuerst zögernd, dann aber mit wachsender Bereitwilligkeit und Begeisterung, ihre Lebensgeschichte in Etappen erzählt. Wenig später verabschiedete sie sich im Beisein ihrer beiden Töchter vom Leben. Sie hat ihre Autonomie bis zuletzt bewahren können, so, wie sie es sich gewünscht hatte.

MIT DEM HERZEN ZUHÖREN

Hubertus Deuerling (48)

Der Beruf meines Vaters hat mir meinen Vornamen beschert. Denn mein Vater war Förster, und der heilige Hubertus ist der Schutzpatron der Jäger. Was lag also näher, als den erstgeborenen Sohn Hubertus zu nennen? Der Name passt zu mir. Meine Kindheit war durchdrungen von Natur. Eine schöne Kindheit, wirklich. Mit meinem Vater durch die Wälder gehen, Tiere beobachten, Bäume markieren. Das sind wunderbare Erinnerungen. In meiner Freizeit bin ich noch immer viel an der frischen Luft, beim Wandern und Segeln. Ich liebe die Weite des Wassers ebenso wie die Ausblicke hoch oben in den Bergen.

Ein Schulfreund fragte mich nach der Erstkommunion irgendwann, ob ich nicht Lust hätte, Messdiener zu werden. So ist mein Kontakt zur Kirche entstanden. Ich habe meine Eltern gefragt, und mein Vater sagte daraufhin nur: „Wenn man eine Aufgabe übernimmt, dann muss man auch seine Pflicht erfüllen". Mehr nicht. Und dann bin ich in die Kirche gegangen.

Der Gedanke Priester zu werden, tauchte bei mir mit 15 Jahren zum ersten Mal auf. Aber später wurde dieser Wunsch wieder etwas in den Hintergrund gedrängt. Ich hatte eine Freundin, die große Liebe, aber irgendwann merkte ich doch, dass ich den anderen Weg gehen musste. Mit 18, direkt nach dem Abitur, habe ich angefangen Theologie zu studieren, erst in Würzburg, danach in Freiburg. Heute würde ich sagen, das war vielleicht ein bisschen früh, und es wäre besser gewesen, erst noch etwas anderes zu machen, eine Ausbildung vielleicht. Denn mit 18 war ich noch nicht besonders reif.

Mein Vater hätte es vielleicht lieber gesehen, wenn ich auch Förster geworden wäre, aber meine Eltern haben mir nie Steine in den Weg gelegt. Ich hatte auch eine Zeitlang überlegt Chemie zu studieren, weil das eines meiner Lieblingsfächer war. Das Staunen über chemische Zusammenhänge hat mich immer fasziniert – bis heute übrigens. Wenn man in den Mikrokosmos geht, kommt man aus dem Staunen nicht mehr raus, aber das gilt auch für den Makrokosmos. Wie soll ich sagen, das ist für mich eine Spur in Richtung Gott. Es sollte also doch die Theologie werden! Aber lange wusste ich nicht genau, in welche Richtung es weitergehen würde. Priester

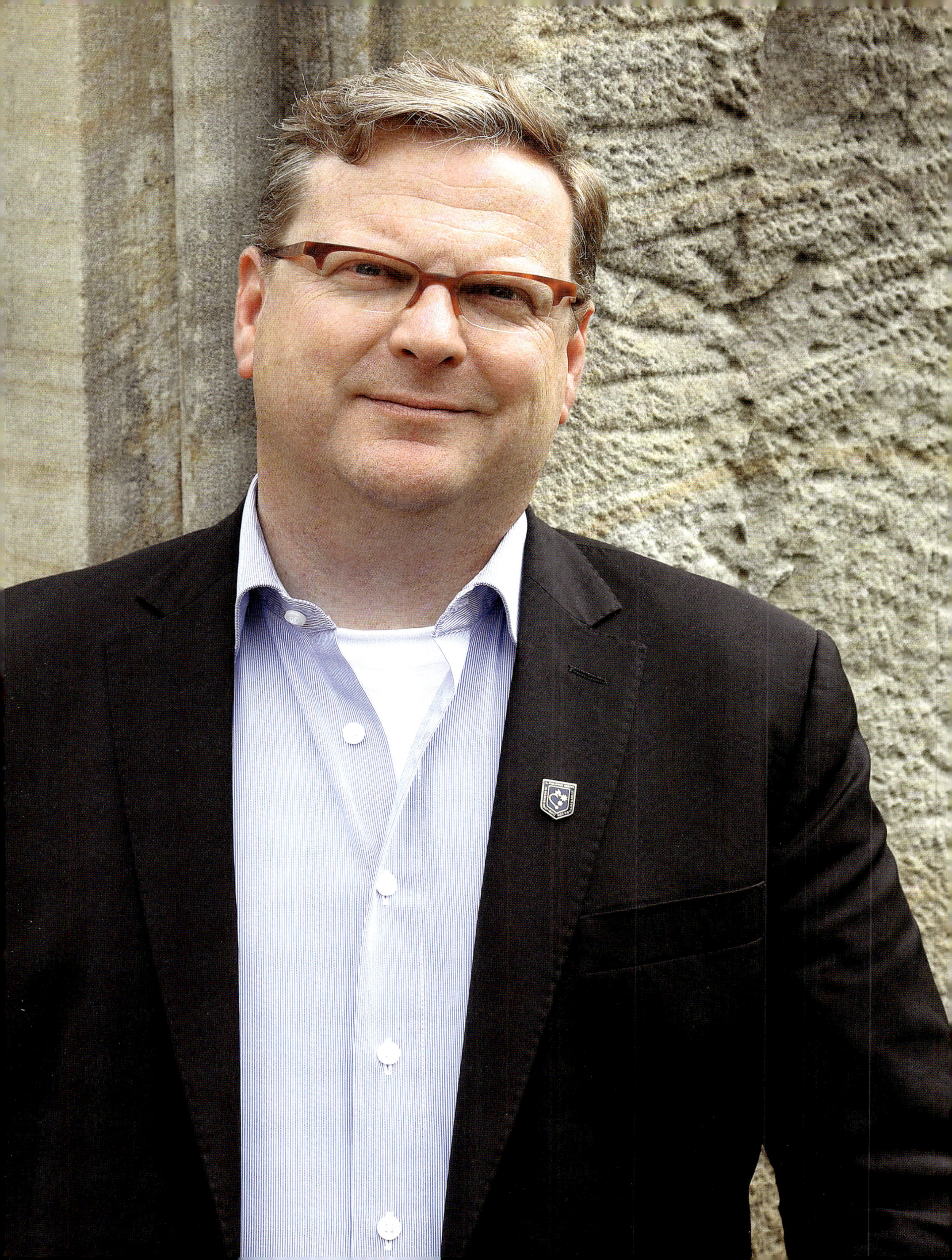

ja, aber Bistum oder Orden? Und nach dem Studium, als ich es immer noch nicht wusste, habe ich erst einmal ein halbes Jahr mit sehr viel Freude auf der Inneren Station eines Krankenhauses in der Pflege gearbeitet.

Im Rahmen meiner Diplom-Arbeit über den faszinierenden englischen Theologen John Henry Newman, der im 19. Jahrhundert das Oratorium des Heiligen Philipp Neri gegründet hat, bin ich auf diese relativ unbekannte kleine Ordensgemeinschaft aufmerksam geworden. Nach einem mehrtägigen Besuch bei diesem Orden in Aachen wusste ich: Ja, das ist die Luft, die ich atmen möchte und so habe ich mich entschieden, dem Oratorium des Heiligen Philipp Neri beizutreten. Im deutschsprachigen Raum sind wir nur 40, 45 Mitbrüder – wirklich ein kleines Grüppchen. Aber es hat gepasst von Anfang an.

1994 war das. Dieses Oratorium ist ein ungewöhnliches Konzept unter dem Dach der Kirche. Wir sind Priester, die in Gemeinschaft leben, aber es ist kein Orden im eigentlichen Sinne. Wir sind Weltpriester und leben sehr freiheitlich zusammen. Eigentlich fast wie eine Priester-WG, könnte man sagen. Und jeder könnte jeden Tag gehen, weil wir nicht durch ein Gelübde gebunden sind. Es ist ein sehr freies Modell, das uns aber gerade dadurch ein Höchstmaß an Herausforderung abverlangt. Auch an Eigenverantwortung für das Ganze. Gerade diese Freiheit, diese Verantwortlichkeit, gemeinsam für das Reich Gottes zu arbeiten, das hat mich fasziniert, denn ich bin eigentlich auch eher ein unabhängiger Geist. Wir haben keine Provinzoberen und keine Generaloberen, und alle Häuser sind unabhängig. Nur der Papst ist, sozusagen, unser oberster Dienstherr.

Unser Haus in Aachen hat das erste stationäre deutsche Hospiz gegründet, das 1986 trotz vieler Widerstände – auch von kirchlicher Seite übrigens – eröffnet wurde. Gott sei Dank haben die Zeiten sich geändert. Die Hospize sind mittlerweile in der Mitte der Gesellschaft angekommen.

Für mich folgte eine dreijährige Probezeit, das sogenannte Noviziat, und im Jahr 1998 bin ich zum Priester geweiht worden. Während meines Noviziats habe ich in der Pflege im Hospiz gearbeitet, ich habe Sterbende pflegerisch betreut, aber auch Hospizbewohner besucht als ehrenamtliche seelsorgerische Kraft. Das ist eine sehr, sehr gute und wichtige Arbeit für mich gewesen. Da habe ich schon viel von der Hospiz-Philosophie aufgesogen, und das kam mir später hier in Münster natürlich zugute.

Danach gingen meine Wege aber erst einmal in eine andere Richtung. Ich kam in eine große Pfarrgemeinde und habe dort sehr viel Jugendarbeit gemacht. Sechs

Jahre später bin ich in dieser Gemeinde auch Pastor geworden. Eine zusätzliche Aufgabe für mich war die Diözesan-Jugendseelsorge.

Dass die Arbeitsbelastung auf Dauer immer grösser wurde, habe ich leider erst zu spät bemerkt. Ich konnte noch nie „nein" sagen, wollte alles perfekt machen, und das klappte irgendwann nicht mehr. Vor sieben Jahren schlitterte ich in eine ganz große existenzielle Krise mit erheblichem Erschöpfungssyndrom. Da gab es drei intensive Aufgaben, die sehr viel von mir verlangten. Dazu kam noch eine persönliche Krise, die alles in Frage stellte, und das Ganze habe ich auf Dauer nicht durchgehalten. Wissen Sie, man fühlt sich immer leerer und leerer, und irgendwann merkte auch ich, dass alles völlig quer lief. Und dann kam der Zusammenbruch.

Ein halbes Jahr war ich krank geschrieben, hatte aber sehr viel Hilfe und Unterstützung durch meine Mitbrüder und durch die gute und sehr intensive Therapie, die ich zwei Jahre lang gemacht habe. Damals habe ich viel gelernt und verstanden und aufgearbeitet. Klar, man wird kein anderer durch die Therapie, aber man wird hellhöriger. Zum Beispiel, wenn man wieder sofort „ja" sagen möchte und es dann doch schafft, auch einmal „nein" zu sagen. Und ich habe gelernt, in meiner Freizeit Dinge zu tun, die nicht unbedingt mit meinem Beruf zusammenhängen: Segeln, Wandern, Musik machen, Singen oder einfach nur Krimis lesen – statt immer nur Fachliteratur. Nach meiner Krankheit ergab sich die Möglichkeit für mich, an der Philosophisch-Theologischen Hochschule der Kapuziner in Münster ein Aufbaustudium im Fachbereich Spiritualität zu absolvieren. Und das erwies sich als wunderbar. Ich kam mir vor wie ein trockener Schwamm und habe die Vorlesungen wirklich in mich aufgesogen. Das war auch ein ganz anderes Studieren als mit 18, 19, 20 Jahren. Man hat Lebenserfahrung, man hat praktische pastorale Erfahrung und kann die Dinge ganz anders einsortieren und auf ihre Relevanz hin abklopfen. Es war wirklich eine sehr, sehr gute Zeit, dieses Studium. Jetzt schreibe ich eine Doktorarbeit über den Namensgeber meines Oratoriums, Philipp Neri. Ein faszinierender Mensch, der im 16. Jahrhundert in Rom durch persönliche Begleitung viele, viele Menschen zum Glauben geführt hat. Mich interessiert sein Blick auf die Menschen, das, was ihm wichtig war, seine Art Glauben zu leben und Glauben zu vermitteln.

Gleichzeitig mit dem Beginn des Studiums wurde ich bei den Franziskanerinnen in Münster Hausgeistlicher und Seelsorger. Es ist ein relativ großes Kloster mit 70 Schwestern. Die Kombination von praktischer Arbeit und Studium war genau das Richtige für mich, denn immer nur am Schreibtisch sitzen finde ich nicht unbedingt erstrebenswert. Und dann kam vor zweieinhalb Jahren der Geschäftsführer des

Johannes-Hospizes auf mich zu mit der Frage, ob ich mir vorstellen könnte, die Seelsorge im Hospiz zu machen. Das haben wir in der Gemeinschaft meiner Brüder in Aachen sehr intensiv, aber auch durchaus kontrovers diskutiert. Die eigene Meinung muss ja nicht unbedingt die einzig richtige sein, und man darf den eigenen Vogel nicht immer für die Taube des Heiligen Geistes halten … Die Schlussfolgerung war aber, dass es ein sehr guter Anknüpfungspunkt für mich sein könnte – unter reiferen Bedingungen sozusagen.

Natürlich hat sich die Hospiz-Bewegung in den letzten 15, 20 Jahren verändert, und das ist auch gut so. Seit zwei Jahren mache ich jetzt die seelsorgerische Betreuung hier im Hause, und ich merke, dass ich mittlerweile intensiver auf die schwerkranken Bewohner eingehen kann. Wenn man selber einmal durch ein ganz tiefes Tal gegangen ist, wird man sensibler, auch vorsichtiger und vor allen Dingen barmherziger.

Wenn bei uns im Johannes-Hospiz jemand aufgenommen wird, dann wird auch immer gefragt, ob ein Besuch des Seelsorgers gewünscht wird. Ich bin zwar ein katholischer Priester, aber mein Gesprächsangebot gilt für alle, egal welcher Glaubensrichtung sie angehören. Und selbstverständlich auch für die Angehörigen und das Pflegeteam. Meine Profession als Priester macht eigentlich nur einen kleinen Teil meiner Aufgabe aus. Im Grunde bin ich erst einmal nur Gesprächspartner. Natürlich gibt es auch Vorbehalte, wie: „Oh, der Mann von der Kirche! Wollen Sie mich jetzt noch bekehren?" Aber das ist dann auch manchmal ein guter Aufhänger, um doch ins Gespräch zu kommen. Das Allererste und Allerwichtigste ist, Zeit und Aufmerksamkeit und so auch Wertschätzung für mein Gegenüber mitzubringen. Zuhören, das ist das Wesentliche, glaube ich – ja, mit dem Herzen zuhören. Gelernt habe ich dabei auch Stille auszuhalten. Das ist nicht so einfach. Warten können. Minutenlange Stille und dann plötzlich die Frage: „Glauben Sie, dass danach noch etwas kommt?" Da kann man sich nicht hinter frommen Sätzen verstecken: Christlicher Glaube, Himmel und Hölle, Auferstehung und so … Nein, dann ist man als Mensch gefragt und gefordert. Sagen, dass man auch nicht um die Ecke schauen kann. Ich – als Theologe – weiß auch nicht, wie es sein wird und was da sein wird. Auch wenn das vielleicht nicht die gewünschte Antwort ist. Aber oft folgt dann ein offenes und ehrliches Gespräch.

Natürlich nehme ich das abends mit nach Hause. Beides: das Schöne, aber auch das Schwere. Das gehört dazu. Das, was ich hier erfahre und erlebe, prägt meine Tage. Es gibt ja auch vieles, was mich beschenkt und bereichert. Das Vertrauen, das mir entgegengebracht wird. Dass Menschen offen von sich und ihrem Leben erzählen.

Das sehr gute Team hier im Hause. Wir sind alle aus ähnlichem Holz geschnitzt, anders ginge die Hand-in-Hand-Arbeit auch gar nicht. Und wir tragen uns gegenseitig in guten wie in schweren Tagen. Manchmal ist unser Haus erfüllt von Heiterkeit, Leichtigkeit und Frieden, man spürt das, wenn man zur Tür herein kommt. Aber manchmal spürt man auch tiefen Schmerz und Trauer.
Schön ist es, wenn Menschen noch etwas klären, noch etwas abschließen können. Sich verabschieden. Sich versöhnen. Das Leben noch einmal Revue passieren lassen. Sich vergewissern. Aber es ist nicht immer so. Leider. Das Leben ist sehr komplex. Und so sind auch wir Menschen.
Wie man sich auf das Lebensende vorbereiten kann? Die Voraussetzung dafür ist, dass man sich mit der eigenen Endlichkeit auseinandersetzt. Das aber ist ja gerade der Punkt, den wir am perfektesten verdrängen. Die Mitarbeiter hier im Hospiz lassen die Endlichkeit an sich heran, denn nur dann können wir beim Sterben helfen. Unsterblich möchte ich nicht sein – bei allen Verlockungen. Die Begrenztheit des Lebens macht es doch erst so wertvoll, so kostbar! Und als Christ hab ich ja die Hoffnung, dass der Tod nicht das letzte Wort hat.
Meine sonstigen Aufgaben hier im Hospiz sind Meditation, Krankensalbung oder, selten, eine Messe im Krankenzimmer, wenn es gewünscht wird. Nach dem Ableben gibt es oft eine kleine Abschiedsfeier für Familie, Freunde und Pflegepersonal im Zimmer des Verstorbenen, damit man sich im intimen Rahmen verabschieden kann. Musik, Blumen, Kerzen, ein Gedicht oder ein kleiner persönlichen Text, vielleicht ein Gebet. Wir schauen bei jedem Verstorbenen, was am passendsten ist und gestalten es ganz individuell. Das sind eindrucksvolle, kostbare Momente insbesondere für die Angehörigen, aber auch für das Pflegeteam. Ja, auch wir haben das Bedürfnis, uns mit Ehrfurcht zu verabschieden.
Als Seelsorger hier im Johannes-Hospiz erfahre ich es immer wieder als ein Privileg, Anteil an einem Sterbeprozess nehmen zu dürfen. Das ist ein sehr, sehr großes Geschenk von tiefster Intensität. Das mag sich für viele Menschen fremd anhören, aber so schwer die Aufgabe manchmal auch sein mag, es ist doch oft eine wirkliche Bereicherung für mich. Durch den Umgang mit der Zerbrechlichkeit des Lebens lerne ich, und ich denke, lernt das ganze Hospiz-Team, wie kostbar und wie schön das Leben ist. Ein Herbstblatt, ein Sonnenaufgang, zwischenmenschliche kleine Gesten, ein Lächeln. Mir hilft diese ständige Konfrontation mit dem Sterben und dem Tod hier im Haus, einen offeneren Blick für die vielen schönen kleinen Dinge des Alltags zu bekommen.

ZUWENDUNG, ZEIT UND RUHE

Astrid Hückelheim (52) und Paula (2)

Wenn ich spätnachmittags von der Arbeit nach Hause komme, habe ich ein festes Ritual: Ich gehe anderthalb Stunden mit Paula spazieren. Sie ist ein Labrador und noch jung und verspielt, aber ich hoffe, dass wir im nächsten Jahr die Ausbildung zum Therapie- und Besuchshund machen können. Hierbei muss der Halter mehr lernen als der Hund ... Ihre Vorgängerin Gina habe ich, bis sie sehr krank wurde, fast jeden Tag mit ins Hospiz genommen. Sie hatte ihren Korb dort im Wohnzimmer stehen und hat allein durch ihre Anwesenheit für eine positive Atmosphäre gesorgt. Oft hat sie einfach den Kopf auf das Knie eines unserer Bewohner gelegt, sie hat bei ihnen auf der Terrasse gesessen oder ist ganz ruhig mit einem Körbchen im Maul zusammen mit mir durch die Zimmer gegangen, und wir haben so die Post verteilt. Dann haben alle gelächelt. Sie war nie aggressiv – auch nicht, wenn andere Hunde zu Besuch kamen, und sie blieb selbst in Stresssituationen immer ruhig. Sie ließ sich von jedem streicheln. Das warme Fell, das mag jeder, das verbreitet so ein Wohlgefühl, und Wohlgefühle sind wichtig für alle im Hospiz. Fühlen, riechen, schmecken, sehen, hören; alle Sinne sollen angesprochen werden. Und ein Hospizhund kann sehr gut dazu beitragen. Wenn ich weiß, dass ich einen ganzen Tag in meinem Büro arbeiten muss, dann nehme ich auch Paula manchmal schon mit. Sie benimmt sich im Hospiz vorsichtiger, umsichtiger als daheim und kennt das Haus auch recht gut. Mal schauen, ob sie nächstes Jahr so weit sein wird, dass ich sie häufiger mitnehmen kann.

Geboren bin ich in Dorsten und dort in einer Zechensiedlung aufgewachsen. Ich fühle mich noch immer als Ruhrgebietlerin. Viele Männer aus meiner Familie haben damals „unter Tage" gearbeitet. Mein Vater zuerst als Elektriker und später als Sprengmeister. Immer im Schichtdienst. Die fuhren zu allen Zeiten des Tages und der Nacht ein. Bergbau war total normal für uns Kinder. Die Zeche hieß Fürst Leopold, und wir fühlten uns da ganz verwurzelt. Als das Bergwerk vor 15, 16 Jahren geschlossen wurde, war mein Vater bereits Rentner, und ich lebte schon lange nicht mehr im Elternhaus. Aber das Gefühl der Zugehörigkeit ist geblieben. Es war eine spannende Kindheit im Ruhrpott.

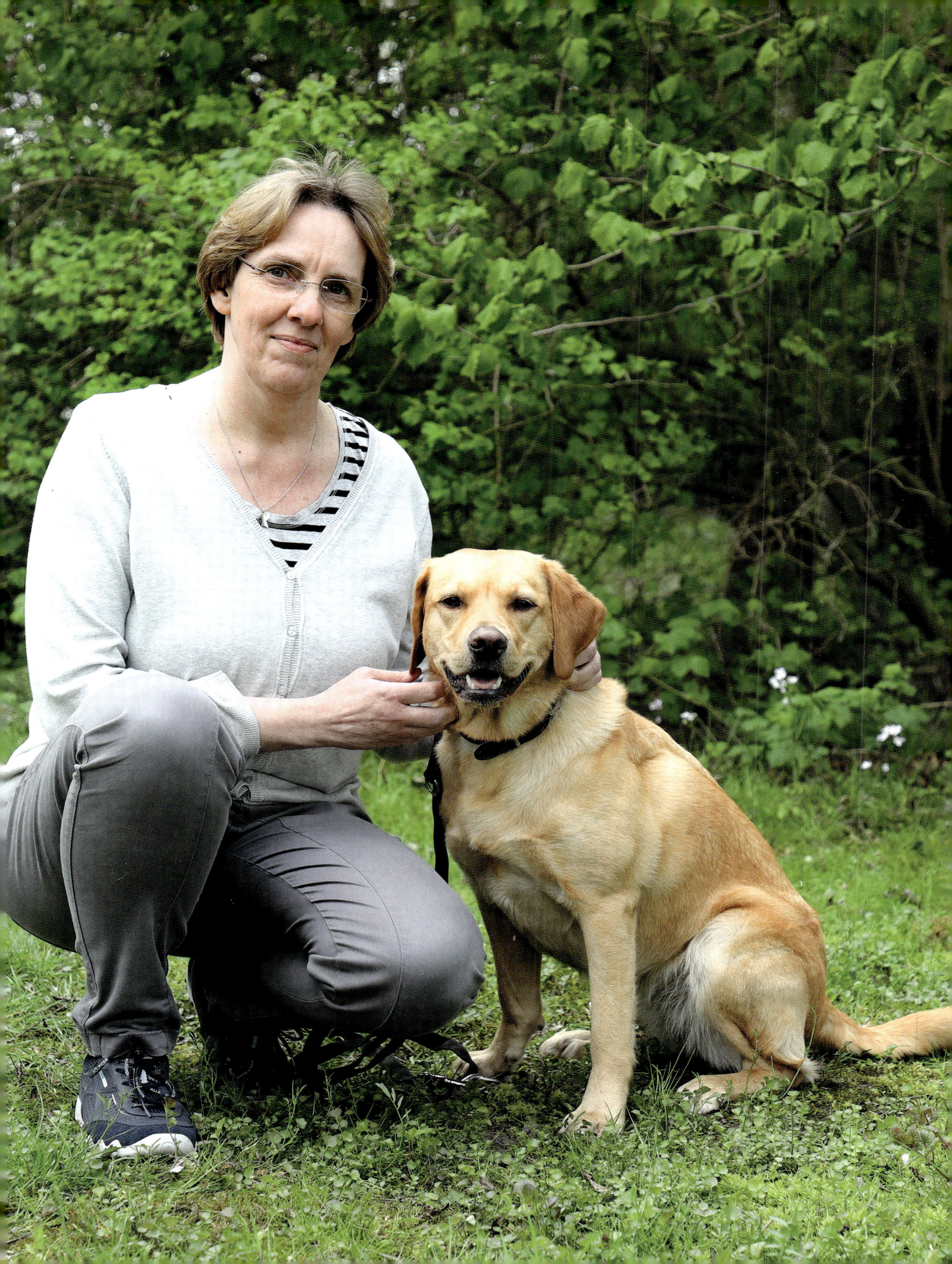

Nach meinem Realschulabschluss habe ich zunächst ein Jahrespraktikum in einem Altenheim gemacht. Schon da wusste ich ziemlich sicher, dass ich Krankenschwester werden wollte. Das Praktikum hat mich in meinem Entschluss nur noch bestärkt, so dass ich danach die dreijährige Ausbildung absolviert habe. Wir wohnten in einem Wohnheim und hatten jeden Tag praktischen und theoretischen Unterricht. Nach meinem Examen wollte ich nicht in Dorsten bleiben, und so hat es mich zuerst nach Münster verschlagen. Gearbeitet habe ich damals in Telgte in einem psychiatrischen Krankenhaus. Dort habe ich mich sehr wohlgefühlt und ich liebte meine Arbeit. Auch meinen ersten Mann habe ich dort kennengelernt. Aber es ging dann beruflich nicht unbedingt so weiter, wie ich es mir gewünscht hatte, denn ich wurde schwanger. Und wenn man in der damaligen Zeit in einem katholischen Haus arbeitete, konnte man nicht einfach so ein Kind bekommen ... Es bedeutete, dass wir ganz schnell heiraten mussten, um nicht beide unsere Arbeitsplätze zu verlieren. Heute wäre das anders, aber damals war das halt so. Außerdem durfte ich nicht mehr auf „meiner" geschlossenen Station weiter arbeiten, da der Arbeitsschutz für Schwangere das nicht zuließ. Das habe ich sehr bedauert. Aber das war eben nicht möglich. Als meine erste Tochter geboren wurde, war ich zweiundzwanzig und hatte gerade mal meine ersten Arbeitserfahrungen gemacht. Trotzdem entschloss ich mich erst einmal für unser Kind da zu sein. Nach der Geburt unserer zweiten Tochter habe ich dann als Tagesmutter gearbeitet. Das hat mir auch gefallen und Freude gemacht. Aber auf Dauer wollte ich doch gern wieder in meinen Beruf zurück. Und das habe ich peu à peu gemacht, als die Jüngste in die Schule kam. Da habe ich angefangen, in der ambulanten Pflege bei der Caritas zu arbeiten. Erst nur am Wochenende, aber schon bald habe ich das langsam ausgebaut. In der ambulanten Pflege hat man ja auch viel mit Sterben und Tod zu tun. Es hört sich für viele vielleicht merkwürdig an, aber es hat mir Freude bereitet, Sterbende zu betreuen – auch wenn ich aus heutiger Sicht eigentlich wenig Erfahrung in dieser Hinsicht hatte.

Es war und ist nicht belastend für mich, mit Sterbenden zu arbeiten. Es ist noch immer ein Geschenk, einen Menschen bis in den Tod begleiten zu dürfen. Und es hat immer noch etwas Faszinierendes, dass Menschen auf einmal aufhören zu atmen. Warum gerade in diesem Augenblick? Ich hatte es in meinem Beruf ja immer mit dem langsamen Tod zu tun, nie mit dem plötzlichen Tod. Warum jetzt, frage ich mich immer noch. Warum nicht eher, warum nicht später? Und was passiert eigentlich genau in dem Moment? Eine Antwort habe ich bis heute nicht gefunden. Ich bin

immer noch verwundert, wie ein Leben zu Ende geht. Man hat es nicht in der Hand. Aber belastend ist es meistens nicht für mich.
Natürlich war ich zunächst einmal verunsichert. Was muss ich tun? Was kann ich lassen? Was sage ich den Angehörigen? Aber belastend? Nein. Es sind Menschen, und die dürfen – oft nach langer Krankheit – dann auch gehen! In der ambulanten Pflege ist es anders als im Hospiz. Meistens kam ich über einen längeren Zeitraum in die Familien. Da war ich auch immer irgendwie zu Gast. Im Hospiz lernt man heute den Menschen oft gar nicht mehr so richtig kennen. Leider, muss ich dazu sagen, denn je mehr Zeit man miteinander hat, umso mehr Vertrauen kann man aufbauen. Viele kommen erst sehr spät zu uns, wenn die Krankheit weit fortgeschritten ist. Seitdem das Palliativnetz in Münster so gut ausgebaut ist, können die Menschen länger, oft bis zum Tod oder zumindest bis kurz davor zu Hause gepflegt werden. Das ist auch das, was die meisten Menschen sich wünschen. Aber für uns Pflegende wäre es schöner, wenn die Verweildauer im Hospiz länger wäre.
Ja, das Hospiz. Da bin ich hingekommen durch eine Kollegin, die schon vorher von der ambulanten Pflege ins Hospiz gewechselt war. Das war vor 17 Jahren. So lange ist das schon her. Angefangen habe ich mit einer halben Stelle, ganz normal als Krankenschwester. Und irgendwann – ein paar Jahre später – war ich durch den plötzlichen Weggang der damaligen Leitung auf einmal kommissarische Hospizleiterin. Das habe ich aber nur für eine Übergangszeit gemacht. Auf Dauer wollte ich diese Aufgabe nicht übernehmen, denn dann hätte ich nicht mehr in der Pflege arbeiten können. Das war nicht mein Weg, das wusste ich.
Jetzt bin ich Pflegedienstleiterin und Stellvertreterin des Hospizleiters. Das heißt, dass ich ihn vertrete, wenn er nicht da ist. Meine normale Arbeit besteht darin, den Pflegebereich so zu organisieren, dass ein reibungsloser Ablauf gewährleistet ist. 24 Stunden am Tag und sieben Tage in der Woche. Natürlich gibt es immer mal kleinere Engpässe, aber der Tagesablauf unserer Bewohner wird davon kaum tangiert. Ich schreibe Dienstpläne, ich begleite die Pflegenden bei ihren Problemen und Schwierigkeiten. Ich plane Fortbildungen und halte den Kontakt zwischen den verschiedenen Arbeitsbereichen. Ungefähr ein Viertel meiner Arbeitszeit verbringe ich im Büro. Ansonsten bin ich in der Pflege tätig. Und das ist gut so. Der Kontakt zu unseren Bewohnern ist mir wichtig. Ich bin vor über 30 Jahren Krankenschwester geworden, weil ich gerne pflegen wollte – und das tue ich immer noch.
Wir haben mittlerweile ungefähr 20 Pflegekräfte, von denen die meisten nicht in Voll-, sondern in Teilzeit arbeiten. Auf die Dienstplangestaltung haben unsere Mitar-

beiter viel Einfluss. Wünsche darf man immer äußern, und fast immer können diese auch im Dienstplan berücksichtigt werden. Es herrscht ein gutes Arbeitsklima bei uns, was man auch daran ermessen kann, dass viele in unserem Team schon sehr lange dabei sind und kaum jemand geht.

Auch ich arbeite nicht mehr in Vollzeit. Ich bin zwar an fünf Tagen in der Woche da, arbeite aber nur sechs Stunden am Tag. Das „Mehr" an Freizeit brauche ich und brauchen meine Kollegen und Kolleginnen um zu regenerieren. Die Arbeit im Hospiz ist eine sehr intensive Arbeit, und man benötigt Zeit, um wirklich richtig abschalten zu können. Natürlich haben wir alle in verschiedenen Weiterbildungen und auch in der regelmäßigen Teamsupervision gelernt, Beruf und Privatleben zu trennen. Aber trotz der professionellen Distanz nimmt man doch immer etwas mit nach Hause – bewusst oder unbewusst. Unsere Arbeit besteht nicht nur aus der Pflege unserer Bewohner, sondern auch aus der Betreuung der Angehörigen. Wir versuchen sie aufzufangen, soweit es uns möglich ist. Wir erklären, was wir tun und auch was wir lassen. Wir versuchen, sie mit in die Begleitung einzubeziehen. Aber die tiefe Trauer, die Tränen, das emotionale Abschiednehmen, das manchmal doch noch unerwartet schnelle Ende eines Menschenlebens, das ist es, was uns in Gedanken noch länger beschäftigen kann. Das eigentliche Sterben eines Bewohners ist oft nicht das, was mich belastet. Eher im Gegenteil würde ich manchmal meinen: Sterben können, sterben dürfen am Ende des Lebens kann auch erlösend sein.

Natürlich gibt es auch hektische Situationen bei uns im Haus. Man darf nicht vergessen, dass unsere Bewohner schwerkranke Menschen sind, die nur noch eine kurze Zeit zu leben haben. Wir können und wollen nicht mehr heilen, wir wollen helfen. Atemnot, Angst, Übelkeit, manchmal auch Blutungen kommen immer wieder vor. Dann ist das Allerwichtigste: Ruhe. Bei dem Menschen bleiben, Ruhe vermitteln und Kollegen rufen, die die notwendigen Medikamente holen. Wir kennen diese Situationen aus langjähriger Erfahrung, aber auch ich muss mir dann immer wieder sagen: Ruhe, Ruhe, Ruhe.

Sie fragen, wie ein Tag in der Pflege im Johannes-Hospiz aussieht? Nun ist jeder Tag für jeden natürlich anders, aber ich fange meinen Dienst um 8.00 Uhr an mit einer Kurzübergabe. Detailliertere Informationen hole ich aus der Computerdokumentation, wenn ich sie benötige. Im Normalfall betreue ich zwei Bewohner, und wir besprechen miteinander, wie der Tag gestaltet werden soll. Der Tagesablauf wird sehr individuell geregelt. Wann möchten Sie aufstehen, sich waschen oder sich waschen lassen, frühstücken, nach unten gehen? Kommt Besuch? Gibt es Termine mit dem

Physiotherapeuten, der Ärztin, dem Seelsorger? Und dann fange ich meistens mit der Pflege am Waschbecken oder im Bett an. Oft zusammen mit einem Krankenpflegeschüler, den ich anleite. Medikamente müssen rechtzeitig laut Medikamentenplan verabreicht werden. Verbände werden, wo nötig, gewechselt. Mit unseren Ärztinnen telefoniere oder spreche ich, wenn Bedarf da ist. Alles wird immer auf den einzelnen Bewohner abgestimmt, jeden Tag aufs Neue. Man nimmt sich nach Möglichkeit viel Zeit und redet mit dem Bewohner, schaut, ob es noch andere Wünsche oder Bedürfnisse gibt. Seelische, aber auch praktische, wie z.B. Haare waschen. Gespräche führen über das, was die Zeitung berichtet, aber auch über Sorgen und Ängste. Schauen, was man noch machen kann, und das ist von Tag zu Tag unterschiedlich. Ja, und dann ist es schon Zeit für das späte Team-Frühstück – wobei wir dabei bestrebt sind, nicht über die Arbeit zu reden. Was allerdings nicht immer gelingt … Zwischendurch ergeben sich auch Gespräche mit Angehörigen, und man schreibt die Dokumentation im Computer fort. Bei der großen Übergabe am Nachmittag, die ungefähr eine dreiviertel Stunde dauert, haben wir Zeit, um auf den Zustand jedes unserer zehn Bewohner intensiv einzugehen und zu schauen, was man noch optimieren kann. Und dann ist es auch schon 14.30 Uhr, und mir bleibt noch eine halbe Stunde – oder selbstverständlich auch länger, wenn nötig – für weitere Termine oder Absprachen mit Kollegen und Kolleginnen oder mit Herrn Roes, unserem Hospizleiter.

Nach meinem Arbeitstag fahre ich nach Hause und gehe mit Paula spazieren. Das sagte ich schon. Das tut mir gut. Andere Kollegen machen Yoga, spielen ein Instrument, ach, eigentlich hat jeder so seine eigene Art abzuschalten. Ich koche gern und lese viel – wenn mir die Augen nicht zufallen. Treffe mich öfter mit wirklichen Freunden. Telefoniere mit den Kindern, die weit entfernt studieren, und ich unterhalte mich intensiv mit meinem Mann. In meiner Freizeit machen wir gern ganztägige Wanderungen, worüber Paula sich auch sehr freut!

Mein Beruf ist meine Erfüllung, das kann man so sagen, denke ich. Die Nähe zum Sterben und zum Tod hat mich geprägt, und zwar in dem Sinn, dass ich Zeit als etwas Kostbares empfinde. Es mag auch an meinem Alter liegen, aber ich versuche, meine Zeit so intensiv wie möglich zu nutzen, was nicht heißt, dass ich nicht auch einmal das Nichtstun genießen kann.

Im Hinblick auf mein eigenes Sterben kann ich nur sagen, dass nach meiner Erfahrung alles wahrscheinlich anders kommt, als man sich das vorstellt. Heute würde ich denken, dass ich bei einer unheilbaren Krankheit nicht mehr viel machen wollte. Ich

würde ein Wohnmobil kaufen und losfahren genießen so lange es noch geht. Vielleicht haben viele Ärzte einen einseitigen Blick auf lebensbedrohliche Krankheiten. Sie versuchen alles, um das Leben zu erhalten. Aber um welchen Preis? Wird eine Chemotherapie im Endstadium das Leben verlängern? Und wenn ja, wie steht es um die Lebensqualität? Ist Nichtstun und Zulassen nicht auch eine Alternative? Ein Hospiz wäre für mich ein guter Platz für die letzte Lebensphase. Im Hospiz wird noch gelebt. Dort fände ich Unterstützung in der Art, wie ich meine letzte Zeit gestalten möchte. Deshalb arbeite ich ja dort so gerne!
Wenn ich gefragt werde, was ich beruflich mache und ich dann vom Hospiz erzähle, bekomme ich als Reaktion oft zu hören: „Das könnte ich nicht." Das kann ich irgendwie schon verstehen, aber meine Antwort ist dennoch: „Jeder an seinem Platz. Ich könnte nicht in einer Stadtverwaltung oder einem Finanzamt arbeiten oder Lehrerin sein." So unterschiedlich sind wir Menschen. Wenn jeder das tut, was er gut kann, dann ist es gut.

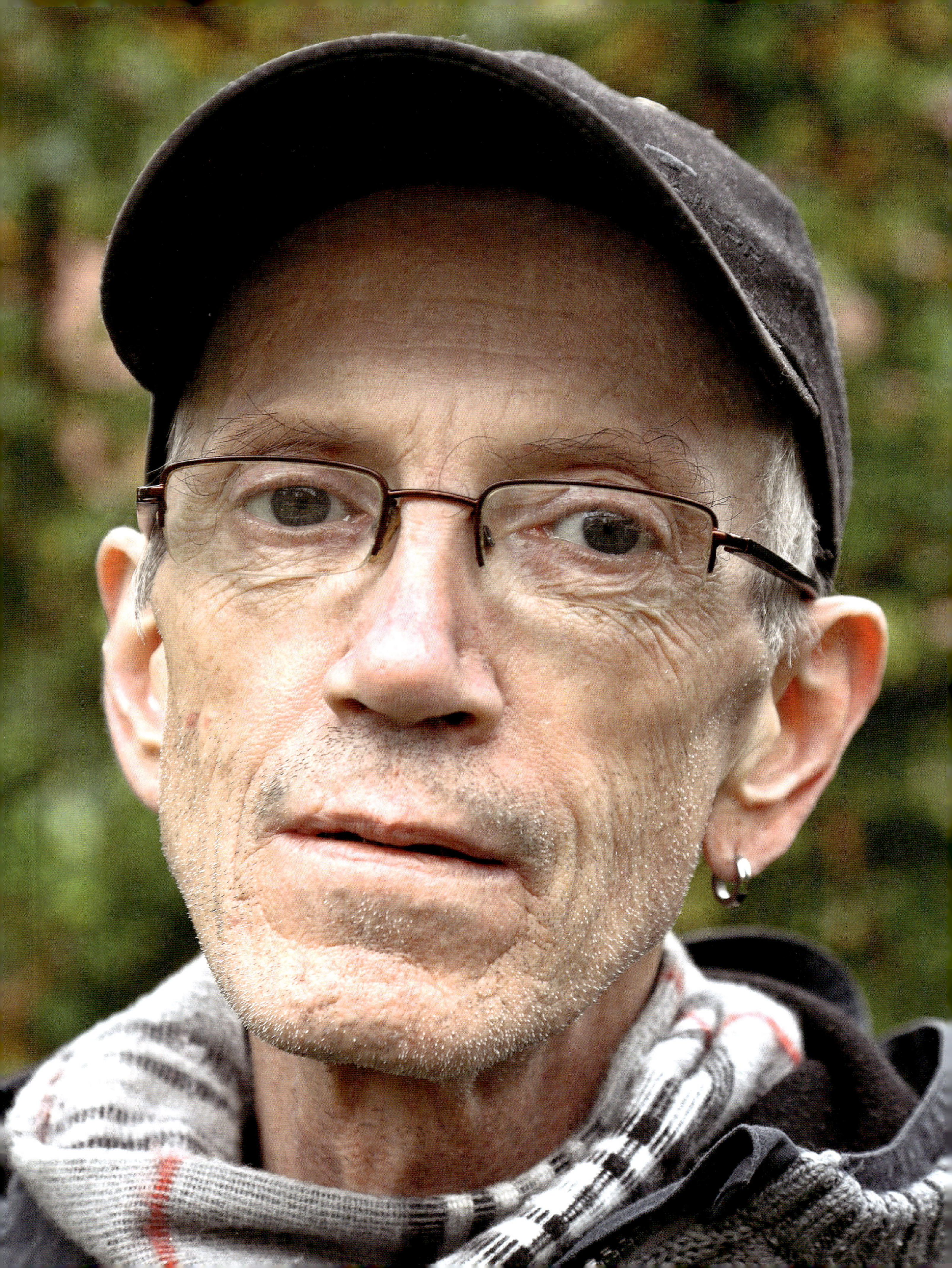

EIN LEBEN WIE EINE ACHTERBAHNFAHRT

„Monty“ (Raimund) Montenbruck (52)

Geboren wurde ich im Franziskushospital in Münster, da habe ich meine ersten Lebenstage verbracht. Und jetzt wohne ich in meiner letzten Lebenszeit im Hospiz direkt neben dem Krankenhaus, wo ich auf die Welt kam. Ist doch verrückt, oder? So was kann man sich doch nicht ausdenken. Ist aber wahr.

Ich werde demnächst 53. Am zweiten Weihnachtstag. Auch so'n Ding. War als Kind ganz schön blöd, zwei Tage nach Heiligabend Geburtstag zu haben. Ich war das Älteste von sechs Kindern. Drei Jungs und drei Mädchen – genau aufgeteilt. Mein Vater war Kranführer im Hafen hier. Da ist jetzt nix mehr los. Tote Hose. So ändert sich die Welt.

Über meine Kindheit möchte ich nicht gerne sprechen. War nicht so besonders damals, wir hatten es nicht so gut wie andere Familien. Alles ziemlich verkorkst. Aber lassen wir das. Meine jüngste Schwester, die ist hundertprozentig. Die hat immer zu mir gehalten – auch in meinen schweren Zeiten. Auf die lass ich nichts kommen. Und der Kontakt zu meinen Eltern ist seit ein paar Jahren auch wieder besser. Mein Vater besucht mich fast jeden Tag hier, und ich besuche die Eltern auch ab und zu. Vorher wohnte ich in Lingen, in Niedersachsen. Jetzt bin ich doch froh, wieder in Münster zu sein. Münster ist sowieso meins – absolut. Immer, wenn ich woanders war, bekam ich irgendwann ganz schlimm Heimweh.

Mein Leben? Tja, mein Leben war nicht so ganz leicht. Aber in der Grundschule und Hauptschule lief alles gut. Danach habe ich mit 16 eine Lehre angefangen: Maler und Lackierer. Hat mir nach 'ner gewissen Zeit nicht mehr gefallen. Hinschmeißen bedeutete natürlich Arbeitslosigkeit. Hier und da mal gejobbt. Viel Stress mit den Eltern. Ich habe es damals einfach nicht mehr ausgehalten. Wollte nur weg von zu Hause. Bloß weg! Na ja, die Pubertät vielleicht auch. Aber es hätte alles besser laufen können. Hab bei Freunden gelebt, wieder zurück nach Hause, hin und her, und mit 18 war ich dann endgültig weg. Es gab auch keinen Kontakt mehr.

Danach ging es mir besser. Ich war zwei Jahre im Heim. Wie soll ich das erklären? In einem Heim für junge Heranwachsende. Das war prima da. Mit Betreuern und Sozialarbeitern – nette Leute, und man hatte ein Zimmer für sich, das kannte ich gar nicht. Da gab es Wärme, da wurde zugehört, richtig zugehört, wenn ich etwas gesagt habe oder etwas wollte. Aber nach zwei Jahren wurde das Heim dichtgemacht – warum auch immer. Wir haben noch protestiert und alles, aber das nutzte nichts. Dann habe ich es wieder zu Hause versucht, aber das war wieder nix. Dann zu Freunden, mal hier und mal da oder so. Ich bin dann immer wieder schnell gegangen, weil ich weiß, wenn man zu lange irgendwo bleibt, dann nervt das. Das kenn ich doch. Dann Wohnheime für solche wie mich, aber da habe ich es auch nicht lange ausgehalten in Dreier- oder Viererzimmern mit immer anderen Bettnachbarn. Was da abgeht, will ich gar nicht erzählen. Na ja, und so bin ich irgendwann auf der Straße gelandet. Obdachlos, richtig obdachlos mit allem Drum und Dran. Das kann sich keiner vorstellen, wie das ist. Fast vier Jahre lang ohne Dach überm Kopf. Aber man hat es mir nicht angesehen, da hab ich genauestens drauf geachtet, immer sauber angezogen sein und rasiert und so. Zum Schlafen habe ich mir alte leerstehende Häuser ausgeguckt. Da bin ich abends rein mit Isomatte und Schlafsack und am nächsten Morgen dann ins Heim zum Duschen und Frühstücken. Wäsche waschen konnte man da auch, und die Sozialarbeiter haben immer versucht zu helfen.

Dann kam eines Tages meine jüngste Schwester an, da war sie gerade volljährig. Sie wollte unsere Schwester, die in England wohnte, besuchen und fragte, ob ich mitkommen wollte. Nur so zu Besuch für 'ne Woche. „Yes", hab ich gesagt, „ich komme mit." Und wir dahin. Und aus einer Woche wurden dann knapp zwei Jahre. Eigentlich wollte ich für immer da bleiben, denn es gefiel mir gut. Ich wohnte bei meinem englischen Schwager und meiner Schwester mit ihren drei Kindern. Die haben mich aufgenommen, und das war toll. Nach zwei Monaten sprach ich prima Englisch, nicht mehr dieses Schulenglisch von hier. Dann fand ich einen Job als Küchenhilfe in einem Internat dort. Das war 'ne klasse Arbeit. Die Leute waren auch richtig nett zu mir. Nach langer Zeit bin ich mal zurück nach Münster, auf Urlaub sozusagen, und als ich dann wieder in Bedford zurück war, da kam auf einmal das Heimweh. Das war wie eine Krankheit. Da gefiel es mir in England plötzlich nicht mehr. Da vermisste ich die alten Kumpels, da vermisste ich meine eigene Sprache, da ärgerte mich, dass die Engländer meine Witzchen manchmal nicht verstanden, da vermisste ich alles Deutsche und fand auf einmal, dass die Engländer eigentlich doch ganz anders sind. Und da wollte ich nur noch weg. So ist mir das öfter gegangen. Vielleicht ein Fehler?

Ja, danach habe ich noch einmal eine Lehre angefangen. Maler und Lackierer wieder. Da kannte ich mich ja schon gut aus. Aber auch das hat nicht hingehauen. Ich lass mir ja vieles gefallen, aber eben nicht alles! Wieder abgebrochen nach anderthalb Jahren. Wieder auf der Straße gelandet. Da ging alles von vorne los. Klar, mit dem Geld vom Amt bin ich immer ausgekommen, hab auch zwischendurch mal was verdient und so. Geschnorrt oder gebettelt habe ich nie. Das kann ich nicht leiden. Aber meistens war ich damals hinterm Bahnhof. Da ist die Szene immer noch, aber das ist jetzt für mich schon länger vorbei. Klar, getrunken habe ich auch, aber mich immer fern gehalten von harten Drogen. Nee, mit Drogen habe ich nie etwas gehabt, toi, toi, toi! Nach einigen Jahren habe ich mich freiwillig beim Arzt gemeldet, denn ich wollte eine Therapie machen wegen Alkohol, nicht dass ich da noch weiter reinschliddere ... „Aber nicht in Münster", habe ich gesagt, „lieber weiter weg von den Kumpels und vor allem von der Szene."

Tja, und so bin ich nach Lingen im Emsland gekommen. Betreutes Wohnen, Therapie gemacht, Gruppenstunden – aber man konnte immer raus, es gab nur ein Gesetz: Nicht trinken, kein Alkohol. Hat alles gut geklappt. Arbeit gab es auch bei einer Teilzeitfirma. Prima. Und dann kam es noch besser, denn ich habe meine Frau Heike kennengelernt. Bei der Arbeit, ja. Es war Liebe auf den ersten Blick, von beiden Seiten. Das passte einfach, das hat so richtig hingehauen, und ungefähr ein Jahr später haben wir geheiratet. Eine glückliche Zeit war das, eine sehr glückliche Zeit. Als wir zusammenkamen, habe ich erzählt, dass ich nicht „die Unschuld vom Lande" bin – so sagt man das doch –, dass ich schon vieles hinter mir hatte. Dann habe ich alles erzählt, aber sie fand es großartig, dass ich mich immer wieder selbst aus dem Sumpf herausgezogen habe. Sieben Jahre waren wir zusammen. Schöne Jahre waren das! Bis wieder Sachen passierten, worüber ich nicht sprechen will. Dann die Scheidung. Kein Kontakt mehr. Thema abgeschlossen. Aber es war eine meiner besten Zeiten im Leben. Und das tut dann natürlich doch sehr weh.

Danach war ich wieder mal unten. Ich sage ja, mein Leben ist wie eine Achterbahnfahrt ... Ich habe mir eine kleine Wohnung gesucht, und durch Zufall kam ich in Kontakt mit dem SKM, Sozialdienst für katholische Männer heißt das. Ja, das habe ich noch nicht erzählt, ich bin katholisch – aber nicht richtig gläubig, nö. Aber der SKM hat mir schon weitergeholfen, ganz schwer weitergeholfen, echt. Sie helfen sogar jetzt noch mit dem ganzen Papierkram und so. Einen Ein-Euro-Job habe ich damals bekommen. Das war ok für mich, ich bekam ja Hartz IV, und davon konnte ich leben. Ich arbeite ja eigentlich gerne. Und letztes Jahr habe ich eine Festanstellung bekommen beim Sozialkaufhaus, wo ich die ganzen Jahre schon war. Habe ich mich gefreut! Wieder richtig Geld verdienen. Wieder dazugehören!

Leider war damit schnell Schluss, denn nicht lange danach kam ich mit einer Lungenentzündung ins Krankenhaus. War aber keine Lungenentzündung, war Lungenkrebs. Als der Arzt mir das vorsichtig sagte, bin ich zusammengesackt, heulend zusammengebrochen in seinem Büro. „Was mach ich bloß jetzt, was soll werden", hab ich gedacht. Dann haben sie versucht, mich zu trösten, und es wurde geschaut, was noch gemacht werden kann. Anfangs gab es noch Hoffnung, aber die gibt es nun nicht mehr. Ich war in vielen Krankenhäusern, und im letzten lag ich schon in Essig – es ging mir sehr, sehr schlecht. Infekt am Tumor, nichts mehr zu machen … Da kam die Sozialarbeiterin an mein Bett und erzählte mir von Hospizhäusern. Hatte ich noch nie von gehört, konnte mir auch nix drunter vorstellen, aber ich hab „ja" gesagt. Ich hatte ja eh keine Wahl – aber wenn schon, dann wollte ich unbedingt nach Münster. Und das hat geklappt! Jetzt bin ich im Johannes-Hospiz. Erst hab ich mir das mal kritisch angeschaut hier. Ich war ja schon in so vielen Heimen. Aber ich muss sagen, ja, doch, es gefällt mir hier. Ich kann machen, was ich will, alle sind nett, und das Essen schmeckt auch. Das Wichtigste ist mir aber, dass ich hier nicht alleine bin, dass ich mich nicht so alleine fühle. Ich kann auf meinen Knopf drücken und weiß, dass dann sofort jemand kommt. Das gibt mir ein gutes Gefühl. Die Ärztin kommt auch oft vorbei, und wenn ich unruhig werde, dann muss ich das nur sagen und bekomme sofort meine Tablette. Das passt alles schon. Ist top, echt.

Grübeln tue ich auch weniger – am liebsten überhaupt nicht, ehrlich gesagt. Dinge regeln für mein Ende? Nee, da mache ich mir jetzt noch gar keinen Kopp. Nach mir die Sintflut – ja, so ungefähr. Da will ich nicht dran denken. Bloß weg die dunklen Gedanken! Ich wünsch mir, dass ich noch länger Zeit haben werde, wie lange weiß ich nicht, einfach nur länger. Ist ja schon super, dass ich wieder stehen und gehen und essen kann. Es soll einfach so weiter gehen. Noch 'ne schöne Lebenszeit haben, noch viel unternehmen auch.

Mein Vater kommt fast jeden Tag, das hab ich schon gesagt, und meine Lieblingsschwester kommt, wenn ich irgendwohin möchte und bringt und holt mich dann. Aber wenn ich meine Ruhe haben will, geht das auch. Dann sammle ich meine Kräfte für den nächsten Tag. Und falls es mal schlechter geht, jammere ich nicht – dazu bin ich nicht der Typ. Das mach ich mit mir selbst aus und bin dann am besten auch alleine. Alle anderen müssen gar nicht wissen, was mit mir ist. Auf Mitleidsdinger und Geheucheltes kann ich pfeifen!

Als ich neulich draußen auf der Terrasse saß, hat sich eine Pflegerin zu mir gesetzt und irgendwann gefragt, was ich denn noch für Wünsche habe. Noch einmal auf

Schalke gehen, habe ich als Erstes gesagt. Ja, ich bin ein Schalke-Fan, immer schon gewesen. Habe seit 20 Jahren fast kein Spiel ausgelassen, und in Deutschland gibt es kein Stadion, das ich nicht von innen gesehen habe. Schalke gehört zu meinem Leben, Schalke ist ein Stück von meinem Leben! Und ein paar Tage später kam der Hospizleiter zu mir und sagte, dass Schalke mich in die VIP-Lounge eingeladen hat für das nächste Spiel in der Euro-League. Das war die größte Überraschung meines Lebens. In der VIP-Lounge – ich! Es war Spitzenklasse, kann ich nur sagen. Mein Vater und zwei Pflegerinnen kamen mit. Schalke hat natürlich gewonnen und ich fühlte mich wie ein König: Monty in der VIP-Lounge – im Trikot und mit Fan-Schal selbstverständlich.

Ω

Raimund „Monty“ Montenbruck wohnte zweieinhalb Monate im Johannes-Hospiz. Nach anfänglicher Skepsis hat er sich hier wirklich zu Hause gefühlt. Er war sein ganzes Leben hindurch sehr selbstbestimmt und wollte und konnte, trotz zunehmender Schwäche, noch viel unternehmen. Wenn er nicht unterwegs war, saß er gerne auch draußen auf der Terrasse; Wind und Wetter haben ihm nicht viel ausgemacht. Sein letztes Weihnachtsfest, den 53. Geburtstag und den Jahreswechsel hat er noch sehr genießen können. Kurz danach ist Monty unerwartet schnell gestorben. Seine letzte Lebenszeit im Hospiz hat gewiss zu den besseren Zeiten in seinem „Achterbahnfahrt-Leben“ gehört.

DER KAIROS

Dr. Andreas Stähli (53)

Als ich 2005 nach Münster kam und als Palliativpfleger im Hospiz anfing, hätte ich nie vermutet, dass mein beruflicher Werdegang sich so entwickeln würde, dass ich heute das Bildungssegment unseres Hauses etablieren und gestalten kann. Das hat mein Leben wieder einmal erweitert und bereichert.

Das Sinnbild unserer Arbeit hier ist für mich der Kairos. Im Garten unserer Akademie steht eine Statue dieses griechischen Gottes, und unsere Zeitschrift, die Transparenz über unser Schaffen vermittelt, trägt auch seinen Namen. Warum der Kairos für uns alle so wichtig ist, erklärt die griechische Mythologie folgendermaßen: Kairos ist ein Jüngling mit einer Haarlocke auf der Stirn, an der man ihn packen kann; an seinem glatt frisierten Hinterhaupt dagegen lässt er sich nicht mehr festhalten. Er verkörpert das ästhetische wie ethische Prinzip des richtigen Maßes, des Nicht-zu-früh und Nicht-zu-spät, des Nicht-zu-viel und Nicht-zu-wenig. Kurzum: Die Möglichkeit, die günstige Gelegenheit zum richtigen Zeitpunkt beim Schopfe packen und zwar genau dann, wenn sie einem begegnet. Wer zögert, die passende Gelegenheit zu ergreifen, fasst ins Leere.

Als Philosoph mit einer großen Affinität zur Antike ist mir der Kairos ans Herz gewachsen. Wach sein, den Augenblick nutzen, Balance halten, das rechte Maß finden. Deshalb spreche ich auch gern von der Idee des Kairos für das Hospiz. Weil meiner Meinung nach der jetzige Augenblick für Kranke und Sterbende eine besondere Bedeutung hat. Die Endlichkeit der Zeit, ihre vertikale Erfahrung, ist in der Palliativ- und Hospizarbeit eine zentrale Größe. Zeit und Zeiterfahrung in der eigenen Lebensgeschichte. Wichtiges ansprechen, Unausgesprochenes aussprechen, Lebensaugenblicke einmal noch Revue passieren lassen und den richtigen Moment für dies alles finden, das ist für unsere Arbeit hier mit unseren Bewohnern, mit ihren Verwandten und Freunden, aber auch mit den Mitarbeitern, mit den Trauernden, äußerst wichtig. Und dafür steht der Kairos. Die Gelegenheit beim Schopfe fassen – es könnte die letzte sein. Ein wunderbares Bild für unsere Begleitung im ambulanten und stationären Hospizdienst!

Geboren bin ich in München, aber meine Kindheit verbrachte ich in kleinstädtischer Umgebung in Nordbayern. Dort habe ich eine schöne Nähe zur Natur erfahren. Das

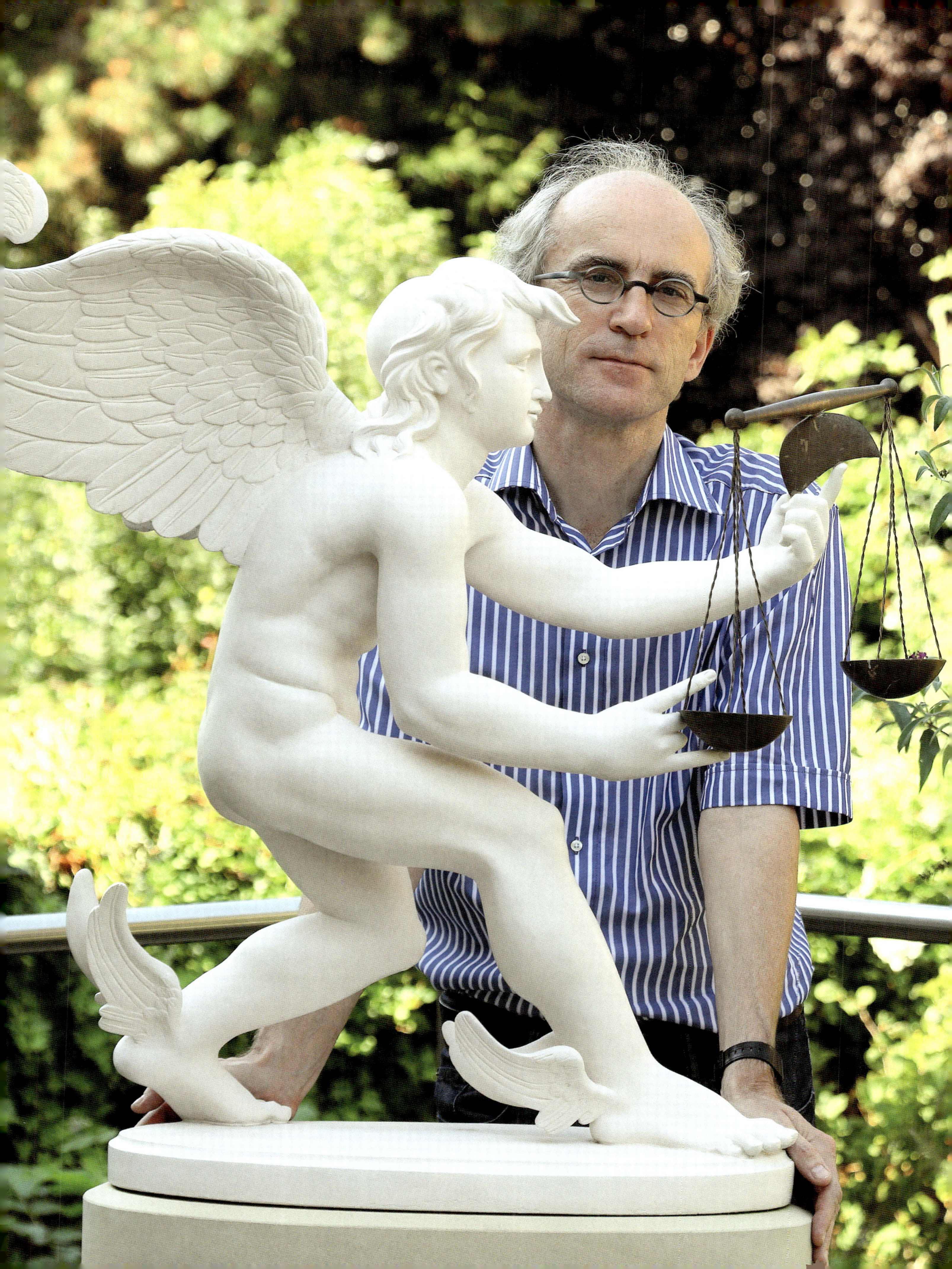

Musisch-Künstlerische und das Soziale habe ich sicher auch von den Eltern und den Großeltern mütterlicherseits mitbekommen. Meine Mutter war Kindergärtnerin und hat mir die Welt der Märchen, Erzählungen und inneren Bilder vermittelt. Mein Vater war Chirurg, und so kannte ich das Krankenhaus immer schon als einen guten Ort. Ich hörte viel klassische Musik und habe später Klavier und im Internat dann auch Orgel und vor allem Oboe spielen gelernt. Meine ältere Schwester ist bildende Künstlerin und Kunsttherapeutin geworden. Mein persönlicher Weg sah anders aus.

Ich war ein eher verträumtes Kind, eines, das gerne für sich war. Gleichzeitig aber immer auch schon, wie soll man sagen, eigenwillig. Es hat mich zum Beispiel als Kind schon nicht belastet Abschied zu nehmen – von Menschen, von Orten und von Lebensphasen. Dies ist auch Ausdruck meiner Bindungsscheu. Ein Analytiker würde vielleicht sagen, das ist Verdrängung, ich aber würde sagen, das ist eine Gabe. Vielleicht ist es ein feiner Schatten, der zu meiner Biografie gehört, wer weiß? Aber ich profitiere nach meinem Gefühl eher davon im Sinne von Aufbruch, im Sinne von unterwegs sein.

Auch der Umzug ins Internat fiel mir nicht wirklich schwer. Da war ich ungefähr zehn Jahre alt. Es war ein musisches Gymnasium, und das machte seinen Reiz für mich aus. Meine Schwester war schon einige Jahre dort, also kannte ich die Schule in Amberg bereits aus ihren Erzählungen. Das Schönste dort war, dass in jedem Klassenzimmer ein Klavier stand, zu dem wir immer Zutritt hatten. Das war wunderbar für mich, und ich habe Vieles bestimmt auch durch die Musik ausgleichen können. Musik hatte in mir schon immer eine tiefe Stimme. Nach dem Abitur wollte ich Oboe an der Musikhochschule studieren, aber ich wurde nicht angenommen. Und für das Medizinstudium war mein Notendurchschnitt nicht gut genug. Also habe ich nach meiner Wehrdienstverweigerung die Pflichtzeit als Zivildienstleistender gemacht und zwar als Rettungsdiensthelfer. Da wurde ich zum ersten Mal direkt mit Unfallopfern und Suiziden, Tod und Sterben konfrontiert. Obwohl ich noch jung war, hat es mich nicht in der Tiefe angegriffen. Mich in ein bewusstes Verhältnis zu Krankheit, Sterben und Tod zu setzen, war mir immer wichtig. Ich denke, dass ich ein mitfühlender, empathischer Mensch bin und mich in das Schicksal der mir anvertrauten Personen „einschwingen“ kann. Nicht umsonst habe ich über viele Jahre meine Berufserfüllung im Sozialen gefunden.

Mein ganzes Arbeitsleben hindurch habe ich immer eine Dreiviertelstelle gehabt, da ich das restliche Viertel der Zeit für meine eigenen Bedürfnisse benötige. Lebenslanges Lernen ist sozusagen meine Leidenschaft. So habe ich auch mein Studium be-

trieben: Ich habe die Fächer belegt, in denen ich meine Kenntnisse erweitern konnte. Angefangen habe ich in Berlin mit Mathematik und Physik, wechselte dann zur Philosophie und katholischen Theologie, später in München ergänzt durch Wissenschaftstheorie und Logik. Aber da mein Herz gleichzeitig intensiv für das Soziale schlug, habe ich nach meiner Zivildienstzeit erst einmal einige Pflegepraktika in anthroposophischen Häusern absolviert und Jahre später – nach meinem „Studium Generale" mit dem Abschluss in Philosophie – eine Umschulung zum Altenpfleger gemacht. Und ich habe immer sehr, sehr gerne in meinem Pflegeberuf vor allem mit psychisch kranken, alten und sterbenden Menschen gearbeitet. Palliative Care war und ist mein Steckenpferd. Palliare bedeutet wörtlich „den Mantel um jemanden legen", im übertragenen Sinn: Lindern. Bei der Palliativmedizin und -pflege besteht nicht mehr der Anspruch, die Krankheiten zu heilen, sondern ihre Symptome erträglich zu machen. Es ist ein zutiefst humaner Gedanke, den es weltweit umzusetzen gilt.
Durch Zufall erfuhr ich in München, wo ich im Palliativbereich pflegerisch tätig war, dass eine Stelle in Münster neu besetzt werden sollte. Daraufhin habe ich mich erfolgreich beworben, obwohl viele Menschen aus meiner Umgebung mich damals erstaunt gefragt haben: „Was kann Dir Münster bieten, was München nicht zu bieten hat?" Aber darauf kam es mir gar nicht an. Ich bin eben ein neugieriger und wissbegieriger Mensch und fand damals, dass ich lange genug in Bayern gelebt und gearbeitet hatte und dass es an der Zeit war, mein Berufs- und Lebensumfeld zu ändern. Natürlich war Münster deutlich kleiner als München und durchaus provinzieller. Nach meiner Einarbeitung merkte ich schnell, dass mir etwas fehlte, aber das war nicht das Umfeld, sondern es war die intellektuelle Herausforderung. Und so habe ich mich entschlossen, an der Philosophischen Fakultät der Universität hier zu promovieren. Da war meine Welt wieder in Ordnung. Ich wurde gefordert und habe in meiner Dissertation die antike Philosophie der Ars Moriendi (der Kunst des Sterbens) mit dem modernen Hospizgedanken in Zusammenhang gebracht.
Ich bin gerne allein mit meinen Büchern und meinen Dichtern, allen voran Hölderlin. Ich höre viel Musik, lese, schreibe, meditiere und reise sehr gern. Das Reisen war immer schon eine meiner Leidenschaften. Von meiner Mutter wurde ich mit dem Reisefieber infiziert. Für mich bedeutet das heute vor allem längere, vertiefende Reisen, niemals mit Gruppen, immer individuell. Auf sich selbst zurückfallen. Neue Orte, Menschen und Situationen kennenlernen. Zeit haben, neue Geräusche, Gerüche und Sichtweisen aufsaugen. Eintauchen in eine andere Kultur, in eine unbekannte Welt. Und aus den vielen fremdländischen Erfahrungen für das eigene Leben lernen.

Daraus besteht Reisen für mich. Und das habe ich immer wieder gemacht. Mir Freiräume dafür geschaffen.
Als meine Schwester ihren fünfzigsten Geburtstag feierte, wurde mir klar, dass ich darüber nachdenken muss, wo ich denn eigentlich selbst sein möchte in diesem Alter. Und da kristallisierte sich heraus, dass ich mir eine Auszeit, ein Sabbatjahr, wünschte, um eine Weltreise zu machen. Das habe ich frühzeitig bei der Geschäftsleitung beantragt, und es wurde gutgeheißen. Gerne wollte ich dabei gleichzeitig auch etwas für das Hospiz erarbeiten. Was genau das sein könnte, war noch völlig offen. Zunächst einmal wollte ich mich während dieser neunmonatigen Reise in die Spiritualität anderer Kulturen und Religionen vertiefen. Darüber hinaus war es für mich wichtig, Menschen aus anderen Kulturkreisen zu begegnen und andersgeartete Naturerfahrungen zu machen. Und schließlich kam hinzu, dass ich unterwegs diverse Hospize besuchen wollte und sollte, um mich über deren Arbeitsweisen zu informieren. So ist es geschehen. Es war eine unglaublich bereichernde Reise für mich. Ich durfte Vieles erfahren, habe immer wieder Unbekanntes kennen- und Neues dazugelernt, und nach meiner Rückkehr konnte ich Einiges hier in meinem beruflichen Umfeld auch in einem anderen Kontext sehen und daraus Nutzen schöpfen. Ich war auf allen fünf Kontinenten und insgesamt in 17 Ländern unterwegs: USA, Japan, Russland, Südafrika, Irland, Portugal, Neuseeland, Südamerika, Indien, Nepal usw. Bei meiner Rückkehr nach Deutschland hatte ich zwar kaum noch Geld, war dennoch aber durch diese Auszeit unendlich reicher geworden. Meine Reiseleidenschaft, das bedeutet immer auch Horizonterweiterung mit beruflichem Benefit.
Ja, ich bin ein spiritueller Mensch, aber mit gewissen Freiräumen für das eigene Denken und Handeln. Ich bin ein Suchender im Leben. In meiner derzeitigen Position vermisse ich die Pflege schon ein wenig, aber andererseits beinhaltet meine jetzige Aufgabe als Akademieleiter vielfältige, auch philosophische Gestaltungsaspekte, die mein Berufsleben auf andere Art und Weise bereichern und intensivieren. Ich darf mich weiterbilden, habe einen großzügigen Arbeitgeber und ein fantastisches Team um mich herum, mit dem ich gern zusammenarbeite. Spiritual Care wird auch im Hospiz- und Palliativbereich groß geschrieben. Sie ist Teil der Fachweiterbildung, die ich an der Akademie anbiete. Einer meiner Schwerpunkte ist die Transkulturalität. Es ist gerade in der heutigen Zeit sehr wichtig, die Bedürfnisse von Menschen mit ausländischen Wurzeln in der Hospiz- und Palliativbetreuung zu verstehen und sie dementsprechend auch umzusetzen.

Mein persönliches Motto lautet: „Wer steht, geht weder über Brücken noch durch Tore". Also für mich gilt: Suchender bleiben, nicht erstarren, sich nie in Sicherheit wiegen, das Staunen und den Zweifel nicht verlernen, Menschen begegnen und lebenslang weiterlernen, auf der Suche nach den richtigen Antworten oder auch nach den Antwortlosigkeiten. Wenn ich in ferner Zukunft meine Lebensarbeitszeit in Deutschland abgeschlossen haben werde, könnte ich mir vorstellen, mich zum Beispiel in Indien niederzulassen, vielleicht auch, um mich in der Hospizarbeit dort nützlich zu machen. Oder aber, um ganz im Meer der Unwissenheit zu versinken.

DAS HOSPIZ HAT MICH GERETTET

Georg Kroner (61)

Meine Eltern nannten mich Jorg, in der Schule hieß ich Jurek oder Jerzy, und hier bin ich der Georg. Schon seit vierzig Jahren. Wie die Zeit vergeht! Kann man das glauben, wie mein Lebensweg bis jetzt gewesen ist? Mir kommt das alles immer noch merkwürdig vor. Geboren in Polen, genau gesagt in Schlesien, gekommen nach Deutschland, gearbeitet mein ganzes Leben lang und jetzt Hausmeister im Hospiz. Wieso ausgerechnet Hospiz? Das war eigentlich eher Zufall, aber vor dem Umgang mit Tod und Sterben habe ich mich mein Leben lang nie gefürchtet. Als Kind schon hat man damals Tote im Sarg gesehen, ein kleines Mädchen aus der Nachbarschaft, ältere Verwandte und Bekannte, die alle zu Hause aufgebahrt wurden und von denen man sich verabschiedet hat. Als Schulkind schon. Das war ganz normal bei uns. Wo soll ich bloß anfangen zu erzählen?

Meine Heimat ist Schlesien in Polen, aber wir haben uns immer als Deutsche gefühlt. Die Zeit dort werde ich nie vergessen. Wie auch? Da bin ich aufgewachsen, habe meine Kindheit, meine Jugend, die Zeit meines Erwachsenwerdens verbracht. Eine schöne Kindheit habe ich gehabt, obwohl ich herzkrank war und mich nicht so sehr anstrengen durfte. Nicht Fußballspielen, nicht schwimmen, nicht laufen, nicht raufen, bloß keine körperliche Anstrengung. Aber es gab Auswege, beim Fußball im Tor stehen, beim Schwimmen nur plantschen, statt rennen Rad fahren – immer, immer alles langsam angehen lassen. Das passt eigentlich so gar nicht zu mir. Fragen Sie meine Frau …

Wir gehörten zur deutschen Minderheit in Polen und lebten, wie soll ich sagen, auf einer schlesischen Insel. Alle um uns herum waren Schlesier, wir sprachen unseren Dialekt – eine Mischung aus Polnisch und Deutsch –, und erst in der Schule lernten wir richtig Polnisch. Unser Dorf in der Nähe von Oppeln heißt für uns immer noch Gumpertsdorf statt Comprachschütz oder auf Polnisch Komprachcice. Eine komplizierte Geschichte. Wie mit meinem Vornamen.

Meine Großeltern sind schon 1959 nach Deutschland gegangen. Mein Vater aber, der jüngste der Familie, sollte bleiben, um den Familienbesitz zu hüten. Denn es hieß immer: „Deutschland kommt zurück". Das haben alle damals geglaubt. Aber

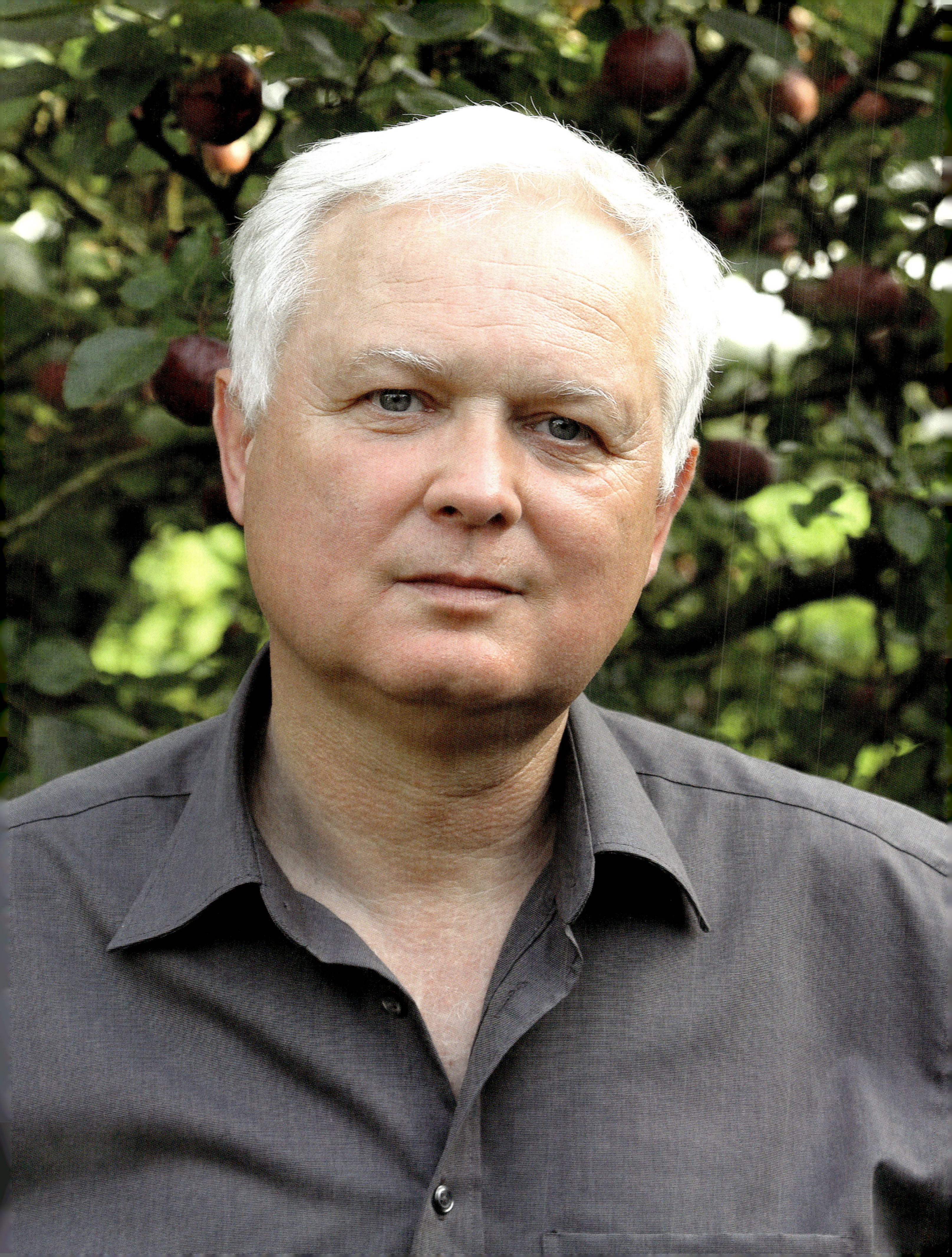

warum viele dann doch weggegangen sind, habe ich als Kind nicht verstanden. Als diese Hoffnung langsam schwand, kehrte auch mein Vater nach einem Besuch bei seinen Eltern in Stuttgart nicht mehr nach Polen zurück. Meine Mutter und wir vier Kinder wollten dann natürlich so schnell wie möglich nachkommen. Aber so einfach war das nicht. Es hat vier Jahre gedauert, bis wir endlich die Erlaubnis zur Ausreise bekamen. Das war die Strafe dafür, dass mein Vater nicht nach Polen zurückgekehrt war. Ja, so war das unter dem Kommunismus. 1977 endlich durften wir ausreisen. Da war ich schon 21 Jahre alt. Ich habe damals die Familie in Schlesien mit meinem Gehalt als Elektrotechniker ernährt, und das klappte recht gut. Und Vater und die Großeltern schickten zusätzlich Geld und Pakete mit Lebensmitteln und so weiter. Für meine damals erst sechsjährige jüngste Schwester war ich so etwas wie ein Vaterersatz.

Als wir endlich in Westdeutschland angekommen waren, kamen wir erst einmal in das Grenzdurchgangslager Friedland. Da hatten wir von Deutschland, vom Westen noch nicht viel gesehen. Bis auf die Bananen und die Schokolade, die meine Schwestern wie verrückt kauften. Aber als es dann ein paar Tage später nach Waiblingen weiter ging, wo mein Vater auf uns wartete, konnte ich meinen Augen kaum trauen: Nachts war alles taghell erleuchtet, und tagsüber staunte ich über die Farbigkeit, die Buntheit, das übergroße Warenangebot in dieser neuen Welt. Und alles war so sauber. Ich habe gedacht: „Das gibt's doch nicht – bin ich im Paradies?" In Polen war damals alles grau in grau, und in den Geschäften dort gab es nur wenig Auswahl. Man musste lange anstehen, um etwas Besonderes wie zum Beispiel Orangen oder Cola ergattern zu können – oder man musste es „organisieren" und dafür die entsprechenden Beziehungen haben. Ich bin ein kommunikativer Mensch und kannte auch damals schon Hinz und Kunz – also war meine Mutter immer wieder erstaunt darüber, was ich alles mit nach Hause brachte …

Mein Vater hatte alles bestens vorbereitet. Eine Wohnung, ein guter Job für mich, die Schule für meine Schwestern. Nun mussten wir nur noch schnell gut Deutsch lernen. Und da habe ich einen unverzeihlichen Fehler gemacht. Denn dass ich heute kein perfektes Deutsch spreche, ist meine eigene Schuld. Mein Akzent ist mir egal, aber was mich am meisten stört, ist, dass ich so viele grammatikalische Fehler mache. Ich wollte lieber schnelles Geld verdienen als richtig Deutsch lernen. Das ist das, was ich bis auf den heutigen Tag bedaure. Ja, ich bin zum Sprachkurs gegangen, habe aber schnell wieder aufgegeben … Ich habe mich lieber mit Kumpels getroffen. Und, ehrlich gesagt, ich habe lieber gearbeitet und Geld verdient als gelernt. In meinem

Beruf als Konstrukteur musste ich nie viel reden und auch nicht viel schreiben. Selbst Schuld, und jetzt ist es zu spät.
Meine Frau, sie heißt Ursula, habe ich schon in Polen kennengelernt bei einem Deutschkurs in Oppeln. Ihre Familie wollte auch nach Deutschland. Alle Schlesier, die weg wollten, gingen zum Deutschunterricht damals. Leider habe ich auch da schon die meiste Zeit geschwänzt … Sie ist vor uns ausgereist und kam nach Nordrhein-Westfalen, wo eine Tante wohnte. Und ich kam eben nach Baden-Württemberg, zu meinem Vater. Zusammen waren wir noch nicht damals. Ich habe ihr geschrieben, aber eine Antwort bekam ich lange Zeit nicht. Als ich dann endlich auch in Deutschland war, habe ich ihren Bruder, mit dem ich etwas befreundet war, besucht und endlich, endlich „funkte" es auch bei Ursula. Mittlerweile arbeitete ich beim Daimler, hatte ein eigenes Auto, worauf ich sehr stolz war, und bin jedes zweite Wochenende nach Münster gefahren. 500 Kilometer hoch, 500 Kilometer runter. Und es war klar, dass das auf Dauer nicht so weitergehen konnte.
1980 haben wir geheiratet, und ich habe mir einen neuen Job gesucht. Einfach war das nicht. Bei Mercedes waren die Mitarbeiter sehr geschätzt und hatten viele Privilegien. Hier in Westfalen gab es keine solchen Superjobs – leider. Aber was man nicht alles macht für die Liebe! Zuerst lebten wir bei den Schwiegereltern, aber einige Jahre später, nachdem unsere Tochter geboren ist, haben wir gebaut. Hier, in der Nähe von Münster, wohnen meine jüngste Schwester mit ihrer Familie, meine Schwiegermutter und noch weitere Verwandte. Nach den vielen Jahren fühle ich mich hier in Westfalen sehr wohl. Aber die Verbindung zu Schlesien ist nie abgerissen. Wir fahren häufig hin und freuen uns dann dort zu sein. Mit meiner Frau spreche ich eigentlich immer Deutsch, aber, wenn ich mich zum Beispiel ärgere, fallen mir als erstes schlesische Schimpfwörter ein.
Ursula arbeitet als MTA in einem großen Krankenhaus hier. Sie wollte vor einigen Jahren gern etwas kürzer treten, aber da wurde ich plötzlich arbeitslos. Mit 54 Jahren! Und etwas Neues habe ich nicht mehr gefunden. Das war schrecklich für mich. Da bin ich, ehrlich gesagt, in ein schwarzes Loch gefallen. Immer der Gedanke: „Was machst Du jetzt? Deine Frau arbeitet, und du machst den Haushalt, das kann es doch wohl nicht sein." Es ging mir immer schlechter. Arbeitslos, krank geschrieben und bei jeder Bewerbung die vergebliche Hoffnung auf einen Neuanfang. Es kamen aber nur Absagen. Zu alt – mit 54… In meinem Beruf war ich in meinem Alter nicht mehr gefragt. Das tut weh, glauben Sie mir. Ich habe mich doch mein Leben lang über meine Arbeit definiert. Und meine Frau musste weiter arbeiten – nicht, dass sie

das nicht gerne macht, aber es passte einfach nicht in meinen Kopf hinein: Verkehrte Welt. Das mag vielleicht altmodisch sein, aber so bin ich nun einmal.

Irgendwann hörte meine Schwester von einer Freundin, die im Johannes-Hospiz in Münster arbeitete, dass dort eine Hausmeisterstelle frei wird. „Hospiz", hab ich gedacht, „Hospiz. Was soll ich da als Hausmeister?" Aber das Soziale hat mich schon irgendwie interessiert. Ja, und so ist es dann gekommen. Seit vier Jahren arbeite ich nun zeitweise in Münster. Und nach anfänglichen Unsicherheiten gefällt es mir prima. Ich mache viele technische Dinge im ganzen Haus und natürlich auch in den Zimmern der Bewohner, wenn das notwendig ist. Ja, jetzt kann ich darüber lachen, aber als ich an meinem zweiten Arbeitstag eine Glühbirne in einem Bewohnerzimmer auswechseln wollte, habe ich nicht gesehen, dass auf der Türschwelle eine Blume lag. Ich bin mit meiner Leiter einfach darüber gestiegen, habe die Dame, die im Bett lag, freundlich gegrüßt und überhaupt nicht gemerkt, dass sie verstorben war. Es hat mich tagelang beschäftigt, dass ich so tölpelhaft war. Nun, ich wusste es einfach nicht besser. Jetzt passiert mir das natürlich nicht mehr.

Heute freue ich mich, wenn ich Bewohnern eine kleine Freude machen kann, etwas am Rollstuhl verändern, den Kühlschrank reparieren, Kleinigkeiten eben – aber trotzdem wichtig. Und ich unterhalte mich mit den Leuten, mache auch mal einen kleinen Witz. Wenn ich mich verabschiede, sage ich immer „Alles Gute!". Denn gute Besserung kann man ja nicht mehr wünschen. Neulich war ein Herr da, der auch in Schlesien geboren wurde. Er hat sofort gehört, dass wir „Landsleute" sind. Das schafft irgendwie ein Band. Leider ist er mittlerweile verstorben. Ich habe ihn immer aufgesucht, wenn meine Zeit es zuließ. Dafür, und wenn viel zu tun ist, bleibe ich auch häufig länger als ich zeitlich eigentlich muss. Ja, weil ich gern im Hospiz bin. Es gibt mir das Gefühl, wirklich sinnvolle Arbeit zu machen und mein handwerkliches Können mit Sozialem zu verbinden. Ich fahre gern hin und komme meist erfüllt und froh wieder nach Hause. Viele verstehen das nicht. Aber wenn Sie das Hospiz intensiv kennenlernen, kann man das besser begreifen. Mir ist es auch so gegangen. Seit ich hier bin, ist das Selbstwertgefühl, das ich durch meine Arbeitslosigkeit verloren hatte, wieder da. So hat mich das Hospiz in gewisser Weise gerettet.

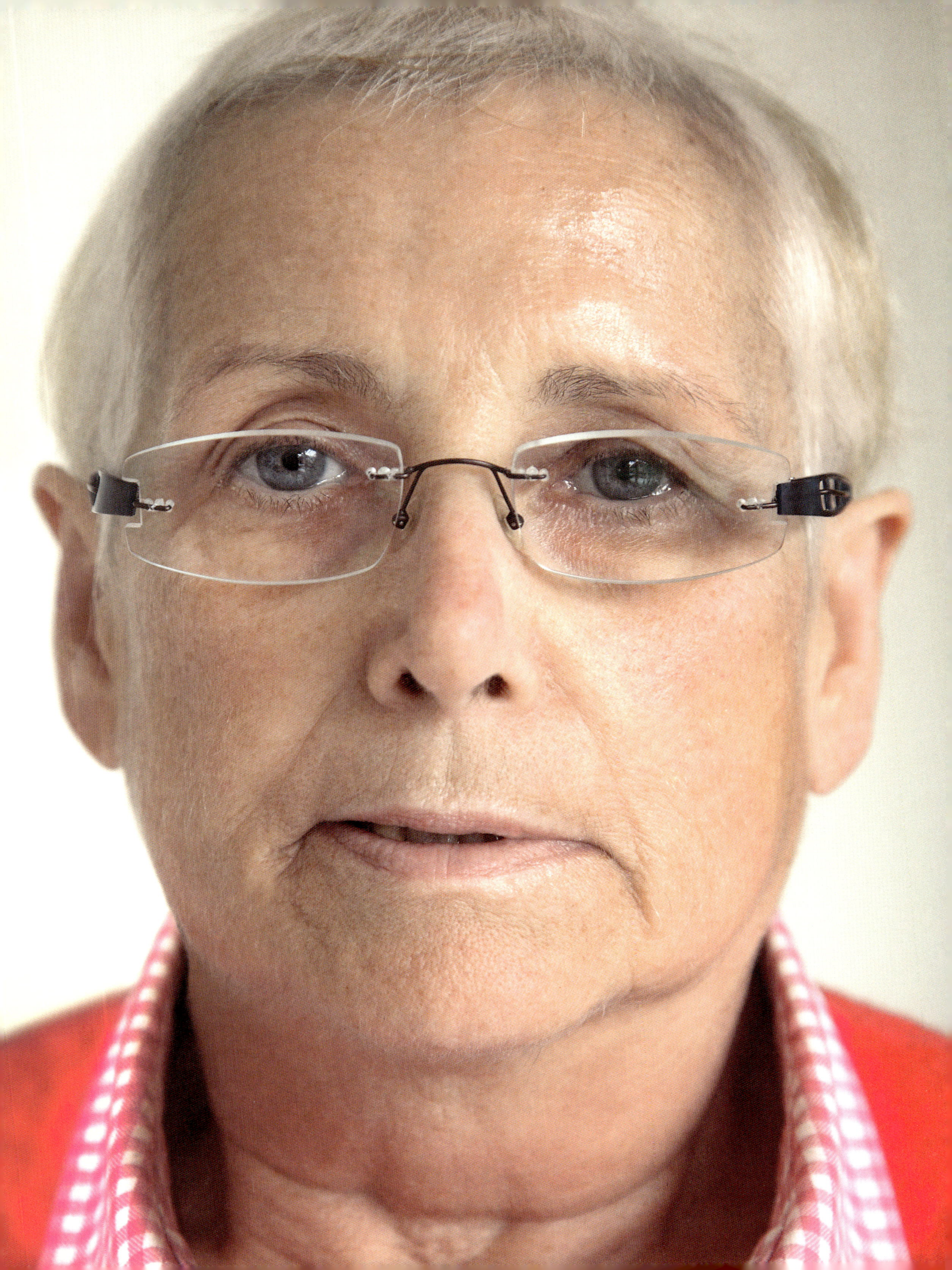

ABLENKUNG TUT GUT

Annegret Seifert (67)

Meine Großeltern hatten eine Schlachterei. Damals machte ein Metzger noch alles selbst. Auch das Schlachten bei den Bauern. Als meine Eltern den Betrieb nach dem Krieg übernahmen, war das immer noch so. Ich war Einzelkind und bin da so reingewachsen. Da mein Vater krank aus dem Krieg zurückkam, musste ich schon früh mit anpacken. Ich wäre gern länger zur Schule gegangen, aber die Eltern meinten, ich sollte lieber eine Lehre als Fleischwarenverkäuferin machen. Als Einzelkind würde ich den Betrieb ja eh erben, und sie haben sich wohl erhofft, dass ich in dritter Generation das Geschäft weiterführen würde. Mir ist es aber schwergefallen, die Schule zu verlassen und die Lehre bei den Eltern im eigenen Betrieb zu machen. Jeden Tag von 6.00 Uhr morgens bis 20.00 Uhr abends und manchmal auch später. Ich war schon eifersüchtig auf meine Freundinnen, die noch unbeschwert zur Schule gehen konnten. Aber man war jung und hat es nicht als eine wirkliche Tragödie empfunden, obwohl es das für mich eigentlich doch war. Meine Eltern haben bestimmt irgendwie gehofft, dass ich einen Metzger heiraten würde. Aber es kommt immer anders als man denkt.
Mein Mann ist EDV-Fachmann. Wir haben uns während eines Urlaubs auf Ibiza kennengelernt. Als Kind ist er mit seiner Familie aus dem Sudetenland ausgewiesen worden und in Bayern gelandet. Er spricht immer noch mit einem bayrischen Akzent. Das Münsterländer Platt hat er nie gelernt. Macht nichts. Aber ich spreche es noch gern mit einigen Freundinnen und bis zum letzten Jahr auch mit einigen meiner Kunden im Geschäft. Auf Platt hört sich alles viel besser an als auf Hochdeutsch. Platt bedeutet für mich Heimat und Wärme und sich zu Hause fühlen.
Das fehlte mir doch nach unserer Hochzeit. Denn mein Mann arbeitete damals in München, und da bin ich natürlich mitgegangen. Es war eine andere Welt: Großstadt, keine Natur weit und breit, ich konnte die Leute schlecht verstehen, und alles war so anonym. In meinem Geburtsort kannte jeder jeden, und in einer Großstadt gehst du auf die Straße und kennst niemanden. Ich hab dort auch als Verkäuferin gearbeitet. Manchmal kam ich mir wie eine Außerirdische vor und Heimweh hatte ich – furchtbar! Nach der Geburt unserer Tochter Christine wollten wir dann doch lieber irgendwo im Grünen wohnen. Mein Mann konnte sich beruflich nach Essen

und Düsseldorf verändern, und da haben wir uns entschlossen, das Elternhaus umzubauen. Ich war wieder zu Hause, und das war auch gut für mich!
Als meine Tochter größer wurde, bin ich wieder arbeiten gegangen. In einem Supermarkt als Fleischwarenverkäuferin – das hatte ich ja gelernt. Jetzt bekomme ich hier im Hospiz Post und Anrufe von Kunden, die mir sagen „wir vermissen dich." Das ist ein schönes und zugleich trauriges Gefühl. Ich hab bis zu meinem 66. Lebensjahr gearbeitet, gern gearbeitet, und ich hätte es noch länger gemacht, aber da kam die Krankheit dazwischen.
Wir waren im Urlaub in Barcelona. Sehr schön, aber alles fiel mir so schwer, ich konnte oft einfach nicht mehr. Nachher stand eine Untersuchung an, und da hab ich mir schon gedacht: „Pass auf, das geht nicht gut". Und so kam es dann auch: Krebs! Ich war erschüttert, ich wollte es eigentlich nicht glauben, aber es war Tatsache. Geweint habe ich nicht, nachdem ich die Diagnose erfahren hatte, tief im Inneren wusste ich es schon … Aber dann ging es erst richtig los: Chemotherapie, Bestrahlung, wieder Chemo, wieder Bestrahlung und zuletzt auch noch eine große Operation. Über ein Jahr lang, das zermürbt. Ja, meine Haare sind auch ausgegangen, aber das habe ich nicht als so sehr schlimm empfunden. Vorher hatte ich eine Kurzhaarfrisur, und jetzt habe ich sie bald wieder. Zwischendurch hab ich noch gedacht, die können mich alle mal – ich werde wieder gesund. Aber so war es dann leider doch nicht. Ich wurde schwächer, konnte nicht mehr essen und wurde noch schwächer. Zehn Kilo hab ich insgesamt abgenommen. Und jetzt kann ich nicht mehr selbständig gehen, und meine linke Hand will auch nicht mehr so richtig. Aber das muss besser werden. Ich bekomme viel Physiotherapie und hoffe, dass das helfen wird.
Direkt nach dem letzten Krankenhausaufenthalt bin ich hier ins Hospiz gekommen. Mein Mann kann eine 24-Stunden-Pflege nicht leisten. Er ist elf Jahre älter als ich. Eigentlich hab ich unbewusst immer geglaubt, dass ich ihn überleben würde. Aber nun sieht es nicht mehr danach aus. Er kommt mich oft besuchen, und wir unternehmen auch noch Einiges. Kleine Ausflüge in die Umgebung. Ich genieße es, wenn mein Mann mich im Rollstuhl über den Markt schiebt. Dann kaufen wir zusammen ein. Früher war nie Zeit dazu da. Die Arbeit kam immer an erster Stelle.
Am Wochenende bin ich – solange es noch geht – immer zu Hause. Und dann kochen wir zusammen. Das heißt, mein Mann kocht, und ich gebe Anweisungen. Früher war's umgekehrt. Aber an die Köppe kriegen wir uns immer noch … Das war ein Scherz, denn mein Mann tut alles, wirklich alles für mich. Über meine Krankheit reden wir nicht viel. Ja, dass ich auf den Friedhof in meinem Geburtsort komme,

haben wir schon besprochen, aber was mit dem Haus passieren soll, das wird mein Mann entscheiden. Ich könnte es jetzt schlecht, sehr schlecht verkaufen. Das würde mir nur wehtun.

Seit sechs Wochen bin ich jetzt hier im Hospiz. Vorher habe ich nie so richtig gewusst, was ein Hospiz ist. Aber ein Bekannter von uns hat hier als Ehrenamtlicher gearbeitet, und der hat gesagt, ein Hospizplatz wäre das Beste für mich. Ja, und deshalb bin ich nun hier. Die Schwestern sind allesamt sehr nett. Vor ein paar Tagen hat ein junges Mädchen, das hier ihr Freiwilliges Soziales Jahr macht, mir meine Fingernägel lackiert! Ich muss immer wieder darauf gucken. Noch nie im meinem ganzen Leben hatte ich orangefarbig lackierte Fingernägel! Und ein schönes Zimmer habe ich auch, besser als im Krankenhaus, ich kann nicht klagen. Nur manchmal fehlt mir ein wenig Abwechslung und denke ich, dass ein Zweibettzimmer vielleicht besser wäre. Dann könnte man noch ein wenig quatschen abends. Jetzt nehme ich meine Schlaftablette, um die Nacht zu überstehen, sonst geht das Kopfkino an, sag ich immer. Am meisten grüble ich darüber, dass ich nicht mehr aufstehen und gehen kann, dass ich nicht mehr alles so machen kann wie vorher. Ich hab immer gern Handarbeiten gemacht, ganz feine Sachen auch. Sticken und stricken. Jetzt bin ich Weltmeisterin im Topflappen häkeln geworden. Das ist das Einzige, was ich noch kann mit meinen störrischen Händen.

Ablenkung tut mir gut, ich möchte gern etwas Anderes sehen und hören als immer nur hier allein im Zimmer sein. Deshalb esse ich morgens, mittags und abends unten im Wohnzimmer mit einigen anderen Bewohnern. Aber die meisten sind viel älter als ich, und jeder hat so seine eigenen Sorgen. Und über Krankheiten und Gebrechen möchte ich nicht sprechen. Das macht einen doch nur traurig. Ja, ich hab auch meine „Depri-Tage", wie meine Tochter es nennt. Also sind mir lustige Geschichten lieber. Einmal in der Woche gibt es hier eine kleine Veranstaltung im Raum der Stille. Das ist schön, und es bringt einen auf andere Gedanken.

Dass das hier meine letzte Bleibe sein soll? Damit habe ich mich noch nicht so recht auseinandergesetzt. Will ich auch gar nicht. Ich verdränge das Ganze lieber mehr oder weniger. Glücklicherweise bekomme ich sehr viel Besuch. Eine Freundin kommt jeden, wirklich jeden Tag, und wir unternehmen auch Ausflüge. Vor ein paar Tagen waren wir mit ihrem Mann und ihrer kleinen Enkelin im Zoo. Das war so schön und lustig. Ich habe es sehr genossen. Die Ablenkung tut mir gut! Ja, ich habe wirklich Glück mit meinen ganzen treuen Freundinnen. Wir haben auch früher schon so Vieles miteinander unternommen.

Vielleicht werde ich auch noch eine weitere Chemotherapie machen. Das möchte ich noch einmal mit der Ärztin hier besprechen. Wie gesagt, ich versuche, meine Krankheit ein bisschen wegzuschieben. Aus Selbstschutz. Am liebsten würde ich noch einmal unbeschwert Urlaub machen. In Italien vielleicht. Da sind wir früher sehr oft hingefahren, und ich habe so schöne Erinnerungen daran. In Ruhe noch einmal da zu sein, das wär doch was! Ach ja.

Und ein Leben nach dem Tod? Na ja, schön wär's – aber ich bin mir nicht so sicher. Ich bin katholisch und eigentlich schon gläubig, ja. Aber im Moment fällt mir das schwer. Ich hadere ein wenig mit dem lieben Gott. Rückblickend auf mein Leben und auf meine jetzige Situation frag ich mich oft: „Warum ausgerechnet ich"? Aber natürlich weiß ich auch, dass es darauf keine Antwort gibt.

Ω

Annegret Seifert wohnte fünf Monate im Johannes-Hospiz. Als sie, immer schwächer werdend, ihr Zimmer auch mit Hilfe Dritter nicht mehr verlassen konnte, ließ sie sich gern von Hörbüchern ablenken. Schließlich wurde auch das zu anstrengend; sie zog sich mehr und mehr in sich zurück und starb zwei Tage später ganz ruhig und entspannt.

HORIZONTE ERWEITERN

Florian Hölscher (23)

Als ich 15 war, haben wir mit unserer Klasse ein Hospiz besucht. Rückblickend war das für mich ein prägendes und einschneidendes Erlebnis. Es hat mir imponiert, wie dort gearbeitet wird. Und nachdenklich hat der Besuch mich sowieso gestimmt. Schon damals habe ich kurz gedacht: „Dort zu arbeiten, könnte auch etwas für Dich sein." Dass es dann auch tatsächlich dazu gekommen ist, verdanke ich aber mehr oder weniger dem Zufall, denn für die Zeit nach dem Abitur hatte ich eigentlich ganz andere Pläne. Ich wollte nicht sofort mit einem Studium beginnen, sondern erst ein Jahr lang reisen und arbeiten. Work and Travel sozusagen. Nur nicht in Australien oder anderswo weit weg, sondern in Deutschland. Denn das eigene Land einmal intensiv kennenzulernen, war mir eigentlich wichtiger als die große weite Welt zu erkunden. Das kann man später bestimmt noch nachholen.

Als meine Mutter zu diesem Zeitpunkt schwer erkrankte, wollte ich doch lieber daheim bleiben, um sie häufiger besuchen zu können, und ich entschied mich für das Freiwillige Soziale Jahr. Wobei mir das Wort sozial sehr wichtig ist. Seit meiner Jugend habe ich immer schon ehrenamtlich gearbeitet, sowohl als Trainer einer Fußballmannschaft als auch in meiner Kirchengemeinde. Ich war Messdiener, und nach und nach kamen andere Aufgaben hinzu. Also eine „Sakristeikarriere", könnte man sagen. Jugendgruppen betreuen, Jugendfreizeiten begleiten – in den letzten Jahren oft nach Taizé in Frankreich, wo einem im internationalen ökumenischen Zusammensein ganz neue Einsichten vermittelt werden.

Meine Mutter konnte, als sie während meiner Abi-Zeit im Krankenhaus lag, kaum sprechen, und als ich sie einmal besuchte, habe ich mich auch mit ihrer Bettnachbarin unterhalten. War es Zufall? War es Fügung? Die Zimmergenossin war Frau Hüster, eine ältere Dame, die seit langer Zeit schon im Johannes-Hospiz ehrenamtlich tätig ist. Sie war es, die mir sagte: „Rufen Sie dort doch einmal an. Ich bin sicher, man sucht immer engagierte Menschen wie Sie für ein Freiwilliges Soziales Jahr." Und so kam es, dass ich meine FSJ-Zeit im Hospiz in Münster gemacht habe. Das wurde zu einer großen Bereicherung für mich.

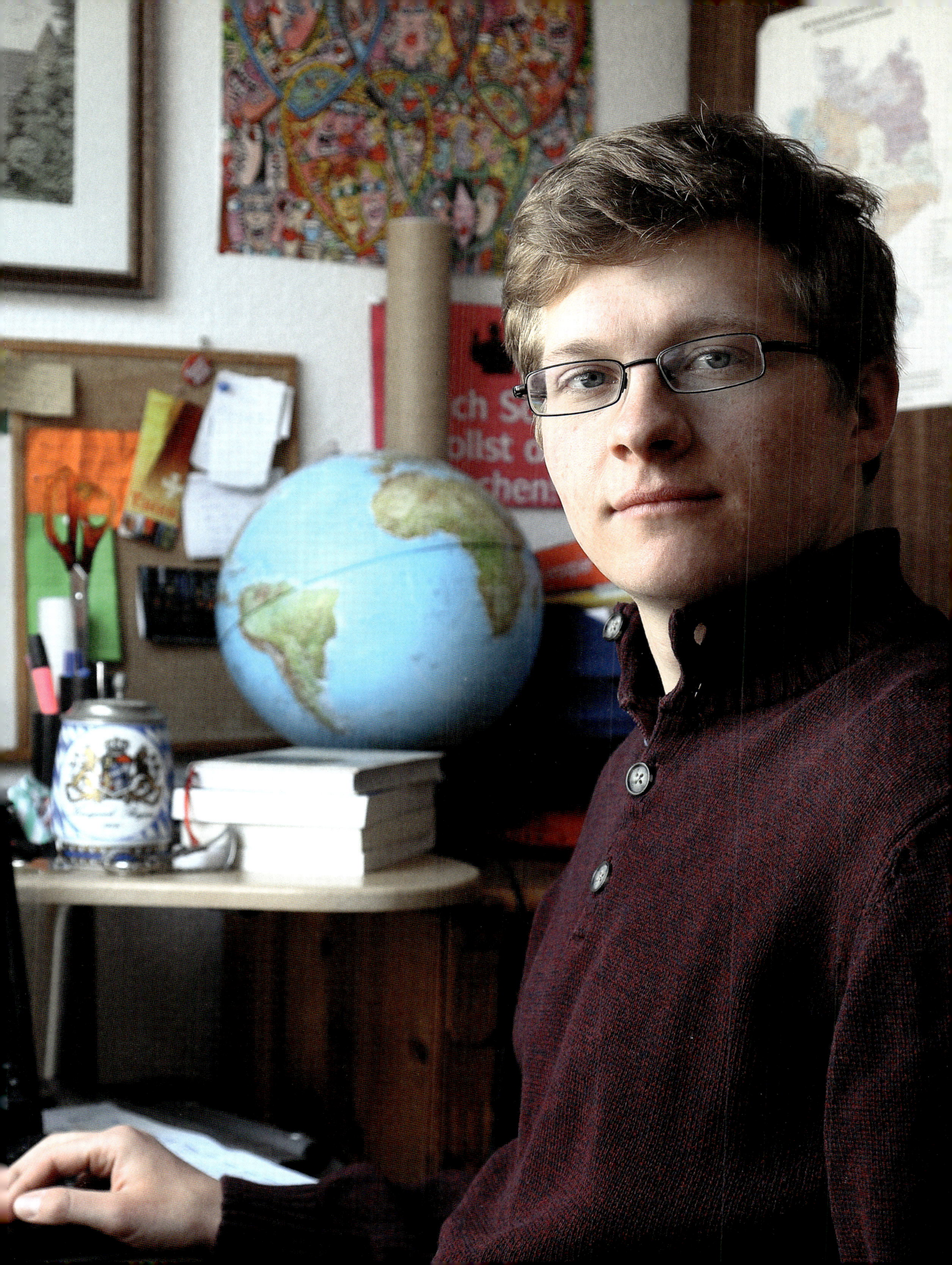

Denn in diesem einen Jahr konnte ich so viele Erfahrungen sammeln wie sonst in zehn Jahren nicht. Ich habe unglaublich viel gelernt von den Menschen, die mir dort begegnet sind. Sei es von Patienten – Bewohnern, wie man sagt –, von Angehörigen, vom Pflegepersonal, von den vielen ehrenamtlichen Mitarbeitern. Alle haben ihr Steinchen dazu beigetragen, dass ich meinen Horizont erweitern konnte. Der Umgang mit Sterben und Tod ist für mich nicht unbedingt ein negativ besetzter Begriff. Man kann daran wachsen, reifer werden, Menschenkenntnis erlangen, lernen Empathie auszudrücken und vieles, vieles mehr. Und gelacht wird dort oft! Aber auch die praktischen Seiten sind nicht zu verachten. Ich kann jetzt Kuchen backen wie ein Konditor, habe Hauswirtschaft in allen Bereichen gelernt und bin gefühlter Weltmeister im Fensterputzen, um nur einiges aufzuzählen.

Eine Woche lang durfte ich das Pflegepersonal begleitend unterstützen, um diesen Bereich besser kennenzulernen. Und das war eine weitere Erfahrung, die ich nicht missen möchte. Teilweise ist die Pflege sehr kranker Menschen natürlich sehr intim. Das Waschen, der Toilettengang, die Ganzkörperpflege. Aber für mich war es ein prägendes Erlebnis, dass man es mir zutraute, einen Teil der Verantwortung zu übernehmen. Ich vergesse nie, wie wir zu dritt einer ALS-Patientin, die sich kaum noch bewegen konnte, die Haare gewaschen haben. Eine Pflegerin hat die Sauerstoffmaske an ihrem Platz gehalten, die zweite hat die Haare versorgt, und ich habe ihren Kopf in meinen beiden Händen gehalten. Es war ein überwältigendes Gefühl für mich, diese Mitverantwortung im wahrsten Sinne des Wortes tragen zu dürfen, verstehen Sie das? Einen hilflosen Körper mit Würde zu pflegen, ist eine hohe Kunst, so habe ich es erfahren, und für die Erfahrung bin ich sehr dankbar.

Während der Zeit meines Freiwilligen Sozialen Jahres ist in mir die Zuversicht gewachsen, dass ich danach katholische Theologie studieren möchte. Nicht auf Lehramt, sondern um Priester zu werden. Meine Eltern und meine Geschwister haben es verstanden und gemeint, es könnte zu mir passen. Meine drei Geschwister haben mittlerweile ganz andere Wege eingeschlagen, aber ich war immer schon „sozial veranlagt", so wie meine Mutter auch. Sie arbeitet mit geistig und körperlich behinderten Menschen. Meine Oma hat sich riesig gefreut, dass, wie sie es ausdrückte, „die Familientradition fortgesetzt wird". Wobei man dazu sagen muss, dass der letzte Geistliche in unserer Familie schon 1966 gestorben ist. Wie es früher so üblich war im ländlichen Bereich bekam der älteste Sohn den Hof, der zweite wurde Priester und der dritte Lehrer, wenn ich es richtig verstanden habe. Aber das gilt heutzutage schon lange nicht mehr. Nun bin ich im sechsten Semester meines Theologiestudiums und studiere mit großer Freude, aber so hundertprozentig will ich mich jetzt noch nicht festlegen, wohin die Reise gehen soll. Wer weiß, vielleicht verliebe ich mich und werfe alle Zukunftspläne um. Nicht, dass ich das vorhätte, nur man soll nie nie sagen, oder? Mein Verhältnis zu manchen Positionen der Kirche ist durchaus ambivalent. Das Gelübde des Gehorsams zum Beispiel – damit tue ich mich manchmal doch schwer. Mit dem Thema bin ich noch nicht durch. Wir diskutieren das in Vorlesungen und immer wieder unter Kommilitonen. Ein spannender Prozess. Aber auch die Kirche wandelt sich langsam, denke und hoffe ich.

Als mein FSJ-Jahr vorbei war, wurde mir im Hospiz eine kleine bezahlte Stelle im Präsenzdienst angeboten. Das heißt, als Unterstützung des Nachtdienstes. Ich habe gern zugesagt und mache das jetzt schon seit drei Jahren. Es lässt sich gut mit meinem Tagesablauf vereinbaren, und ich kann dadurch einen Teil meines Studiums selbst finanzieren. Aber es war schon eine Umstellung, statt fünf Mal in der Woche den ganzen Tag zu arbeiten und alle Bewohner und ihre Angehörigen zu kennen, auf einmal nur noch eine Nacht pro Woche da zu sein. Es bedeutete, nicht mehr so nah dran zu sein, und eigentlich ist das schade. Ich könnte deshalb auch nie nur ein- oder zweimal im Monat Dienste machen. Das wäre mir viel zu anonym.

Also, normalerweise komme ich abends zum Spätdienst ins Hospiz. Und wenn dann unten im Flur eine Kerze brennt, erkundige ich mich, wer verstorben ist. Wenn ich den Bewohner gekannt habe, gehe ich noch einmal in sein Zimmer, um mich zu verabschieden. Wenn es passt, bete ich auch ein stilles Vaterunser. Da ich allerdings im Schnitt nur einmal in der Woche da bin, kommt das so oft nicht mehr vor. Dann folgt die Übergabe vom Spät- an den Nachtdienst. Für acht bis zehn Bewohner gibt es nachts einen Pfleger oder eine Pflegerin und jemand vom Präsenzdienst. Natürlich kann auch jederzeit ärztliche Hilfe angefordert werden. Eine Ärztin des Palliativnetzes hat immer Bereitschaftsdienst. Um 21.45 Uhr machen wir zwei Nachtdienstler dann die erste Runde durch die Zimmer und schauen, was wir tun können. Die Bewohner lagern, eine Wärmflasche vorbereiten, einen Tee kochen, eben alles, was so anliegt. Danach richte ich die Küche für den nächsten Morgen her. Das heißt: Aufräumen wenn nötig, Wäsche- und Müllsäcke austauschen, Spülmaschine ausräumen usw. Nach der zweiten Runde um Mitternacht kann ich mich oft hinlegen und schlafen. Das bedeutet, dass ich meistens so fünf Stunden Schlaf bekomme, wenn nichts Besonderes vorfällt. Morgens schaue ich noch einmal, ob alles in Ordnung

ist und koche Kaffee für die Frühschicht und für uns. Nach der Übergabe ist mein Dienst vorbei, und wenn ich Glück habe, kann ich dann zu Hause in meiner WG noch in Ruhe frühstücken, bevor die Vorlesungen anfangen.
Aber manche Nächte sind auch weniger ruhig. Wenn ich gebraucht werde, klingelt das Telefon neben meinem Dienstbett im obersten Stock. Das passiert zum Beispiel, wenn Bewohner sehr unruhig sind. Dann setze ich mich ans Bett, rede gut zu, halte die Hand oder gebe etwas zu trinken. Natürlich passiert es auch, dass Bewohner während der Nacht versterben. Und obwohl die palliative Versorgung heutzutage viel kann, kann sie nicht alles. Häufiger bin ich dann dabei und versuche zu beruhigen und zu lindern. Nein, üben kann man das nicht. Und manchmal sind es auch sehr lange Minuten oder Stunden, aber es ist ein gutes Gefühl, jemandem zur Seite stehen zu können. Wenn wir dann später den Leichnam in aller Ruhe und Würde waschen und ankleiden, habe ich Zeit, mich innerlich zu verabschieden. Das ist für mich eine Art Abschlussritual. Am nächsten Tag bleibt das überwiegende Gefühl geholfen und etwas Gutes getan zu haben. Auch das ist der Dienst am Nächsten, wozu ich als Christ aufgerufen bin. Und sollte ich das Bedürfnis verspüren, mich über gewisse Situationen aussprechen zu wollen, kann ich mich jederzeit mit Kollegen oder mit der Hospizleitung austauschen. Das habe ich in Ausnahmefällen auch schon für mich in Anspruch genommen.
Das Theologiestudium hilft abstrakt im Umgang mit Krankheit, Sterben und Tod, ganz klar. Aber umgekehrt erdet die praktische Arbeit im Hospiz mich sehr. Es ist ein gegenseitiges Ergänzen und für mich in meiner jetzigen Situation ideal. Es gibt immer wieder unvergessliche Momente. Das Hospiz erweitert meine Sinne, meinen Horizont, macht mich nachdenklich und dankbar für das, was ich erlebe. Es kann passieren, dass ich, wenn ich mit dem Fahrrad unterwegs bin und die blühende Natur sehe, ein kleines Dankgebet dafür in Richtung Himmel schicke. Aber genauso kann es sein, dass mich die Arbeit gedanklich herausfordert. Als ich neulich eine Bewohnerin, die nicht mehr sprechen konnte, abends fragte, ob ich noch etwas für sie tun könnte, schrieb sie mir auf ein kleines Zettelchen „Tod". Sie ist nicht lange danach gestorben, aber solche Situationen zeigen mir immer wieder, wie schwierig es ist, als Außenstehender die ethischen Fragen nach Euthanasie zu beantworten. Wer weiß, was ich mir am Ende meines eigenen Lebens wünschen werde?
Und am Silvesterabend des letzten Jahres fragte der Ehemann einer jüngeren Bewohnerin unseres Hauses meinen Kollegen: „Wir trinken um Mitternacht doch ein Glas Sekt zusammen?" Nun starb seine Frau aber doch noch unerwartet schnell an

genau diesem Abend. Die Situation war sehr emotional, und unsere Gedanken waren überhaupt nicht beim Jahreswechsel. Es wurde dann doch am Totenbett seiner Frau auf das Neue Jahr angestoßen. Das hört sich vielleicht befremdlich an, aber es war passend und würdevoll zugleich. Ein Leben ist zu Ende gegangen, ein Jahr gehört der Vergangenheit an. Und es beginnt etwas Neues, so schwer es sich in dem Augenblick auch anfühlen mag.
Ich könnte noch stundenlang über meine Erfahrungen erzählen. Das Hospiz ist schon ein fester Bestandteil meines Lebens geworden. Im Sommer allerdings steht etwas ganz anderes an. Dann fliege ich zu einem internationalen ökumenischen Treffen nach Benin in Westafrika. Im Anschluss daran werde ich dort fünf Wochen lang in einem 500-Seelen-Dorf in der Kirchengemeinde mitarbeiten. Eine andere Welt. Ich bin schon sehr gespannt, was mich dort erwarten wird.
Und wenn ich zurückkomme, gibt es hier auch wieder „Neuland" für mich. In diesem Jahr habe ich einen Aufbaukurs als ehrenamtlicher ambulanter Sterbebegleiter gemacht und werde in einigen Monaten auch im häuslichen Bereich Sterbende begleiten. Es könnte schon sein, dass ich in Zukunft durch meine intensive stationäre und ambulante Hospizarbeit Studienzeit verliere. Aber was ist ein verlorenes Semester gegen einen Schatz an Lebenserfahrungen!

DAS ENDGÜLTIGE AKZEPTIEREN

Michael Fichtner (49)

Unsere Tochter Merle wird demnächst zwölf Jahre alt. Es ist der erste Geburtstag, den sie ohne die Mama feiern muss, aber wir werden ganz bestimmt ein wunderschönes Fest daraus machen, und sie ist schon sehr gespannt darauf. Meine Frau hätte das genau so gewollt. Realistisch, optimistisch und der Zukunft zugewandt. So war unsere kleine Familie immer, und so werden meine Tochter und ich auch zu zweit weiterleben.

Sicher war es für Merle nicht einfach, so früh in ihrem Leben schon mit schwerer Krankheit, Sterben und Tod in Berührung zu kommen. Aber wir haben immer versucht offen zu sein, ihr alles zu erklären, nichts zu beschönigen und keine Geheimnisse zu haben, was zur Folge hatte, dass sie ganz natürlich an das Lebensende ihrer Mutter herangeführt wurde. Kinder in dem Alter sind durchaus in der Lage vorausschauend zu denken, sie können ihre Konsequenzen ziehen, haben aber gleichzeitig eine besondere kindliche Unbedarftheit, die die Akzeptanz eines solchen Schicksalsschlages leichter macht, als es bei manchen Erwachsenen der Fall ist.

Selbst bin ich vor sechs Jahren zum ersten Mal mit dem Tod in der engeren Familie konfrontiert worden. Mein Vater starb 90-jährig, auch im Johannes-Hospiz. Die sehr guten Erfahrungen, die er und wir damals gemacht haben, waren ausschlaggebend dafür, dass meine Frau ihre beiden letzten Lebenswochen auch dort verbracht hat. Das Hospiz ist ein Segen.

Mein Vater, Jahrgang 1919, kam aus Schlesien und war direkt von der Schulbank in den Krieg eingezogen worden. 1940 hat er in Frankreich einen Arm verloren. Als Kriegsversehrter arbeitete er die letzten Kriegsjahre in Münster und hat einen neuen Bereich in der kommunalen Verwaltung mit aufgebaut und verantwortlich geleitet. Er war bis zu seiner Pensionierung dort tätig. Meine Mutter ist gebürtige Hamburgerin.

Persönlich habe ich meine berufliche Verwirklichung über einen längeren Orientierungsweg mit klassischer Schul- und Handwerksausbildung, unvollendetem Ingenieursstudium und einer Kaufmannsausbildung erlangt. Heute bin ich bei einer großen genossenschaftlichen Versicherung nach fast 25 Jahren in einer fach- und personalverantwortlichen Funktion tätig. Es ist kein „nine-to-five-Job", aber die Tä-

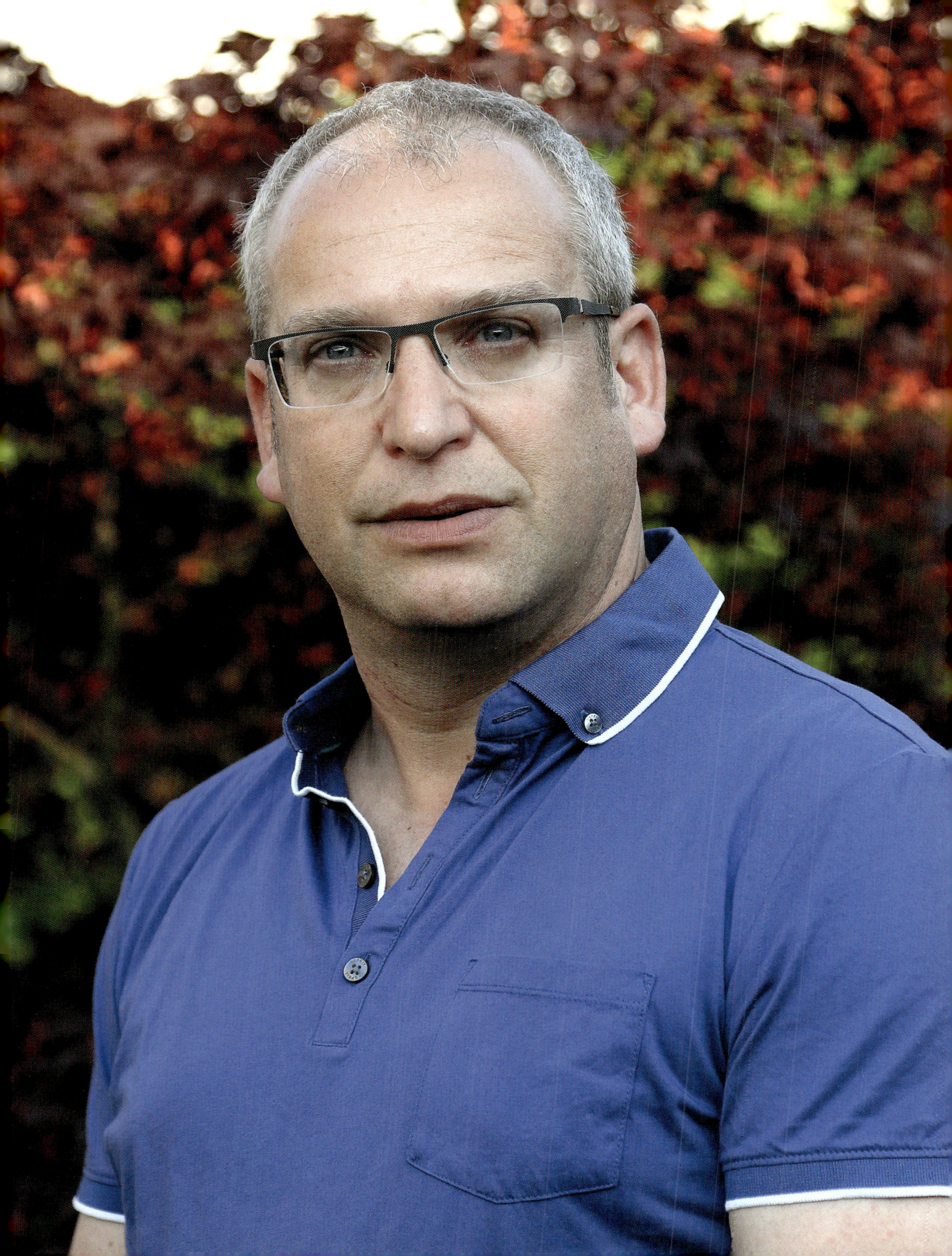

tigkeit gibt mir in meinem Leben Erfüllung und Zufriedenheit. Sie war auch während der Erkrankung meiner Frau eine Bastion der Normalität für mich.

Meine Frau Barbara habe ich mit 33 Jahren kennengelernt. Unsere gemeinsame Freundin Sandra und ihr Mann Markus haben uns zusammengeführt, und wir haben uns beide von Anfang an sehr gut verstanden. Ich will nicht sagen, dass es Liebe auf den allerersten Blick war, aber auf den zweiten Blick spürten wir, dass es passte, und so sind wir relativ schnell zusammengezogen in eine Wohnung in der Innenstadt. Es waren schöne Jahre, freie Jahre. Wir sind viel gereist und haben das Leben intensiv genossen. Schnell wurde klar, dass wir, wie sagt man so schön, gemeinsam durchs Leben gehen wollten. Es folgte die Heirat, und da hatten wir uns schon vorgenommen, dass wir, wenn Nachwuchs kommt, auch ein eigenes Haus bauen wollten. Als Barbara schwanger wurde, haben wir dann ein Grundstück gekauft. Selbst haben wir auch viel beim Bau mit angepackt, halt alles, was wir konnten. Da kam mir meine handwerkliche Ausbildung gut zupass. „Muskelhypothek" haben wir immer im Scherz gesagt. Nicht lange nach Merles Geburt sind wir dann hier in unser Haus im Dunstkreis von Münster eingezogen. Unser Leben änderte sich dadurch natürlich erheblich, aber es intensivierte sich auch. Wir waren nun ein Paar mit Verantwortung für ein kleines Mädchen. Wir fühlten uns wohl in unserer neuen Umgebung und fanden viele gleichgesinnte Freunde und Bekannte in der unmittelbaren Nachbarschaft und nachher durch die Kontakte, die Barbara mit anderen Eltern über die Krabbelgruppe, den Kindergarten und die Schule von Merle knüpfen konnte. Davon profitiere ich auch heute noch sehr.

Der Garten war das Hobby meiner Frau, darum musste ich mich nie kümmern. Das hat sich jetzt natürlich geändert, und ich habe schon viel dazugelernt. Ich hatte keine Ahnung, welche Sträucher und Pflanzen winterfest sind und welche nicht. Im Frühling wusste ich es dann! Man muss sich aber auch Hilfe holen. Wir haben hier eine Nachbarschafts-WhatsApp-Gruppe, und wenn ich schreibe „Kann mir jemand zeigen, wie man Rosen zurückschneidet?", dann meldet sich bald jemand und bringt es mir bei. Gerade in unserer Situation jetzt ist das Gold wert – ein intaktes soziales Umfeld.

Wir hatten ein perfektes Leben, so wie wir es uns vorgestellt hatten. Zufriedenheit zu erlangen war immer unser Streben. Es war eine sehr, sehr schöne, glückliche und von Leichtigkeit geprägte Zeit. Es hätte gern so weitergehen dürfen. Aber dann kam die Erkrankung meiner Frau: Ein aggressiver Brustkrebstumor mit einer äußerst ungüten Prognose. Als wir es erfuhren, es war der Nikolaustag, habe ich als Erstes gesagt: „So, und damit ist auch in unserem Leben die absolute Leichtigkeit erst einmal vorbei". Wir haben der Situation von Anfang an realistisch ins Auge geblickt. Meine Frau war hoch motiviert, „den Scheißkerl" – so nannten wir ihren Krebs immer – zu besiegen und sie tat alles dafür. Sie hat aber auch von Anfang an gesagt, dass sie kämpfen würde, so gut und so lange sie könnte, aber nicht über den Zeitpunkt der Aussichtslosigkeit hinaus. Dann sollte es auch schnell zu Ende sein. Ich habe sie darin immer, so gut ich konnte, unterstützt. Barbara war mutig, ausdauernd und zielbewusst und machte noch mehr Sport – auch während der Chemotherapie. Sie hat ihre Ernährung umgestellt und hat für sich und uns wie eine Löwin gekämpft. Nur leider hat die Chemo überhaupt nicht angeschlagen, und einige Monate später musste sie operiert werden. Nach anschließender Strahlentherapie und Reha schien der „Scheißkerl" besiegt zu sein. Er war für einige Monate nicht mehr nachweisbar, und wir konnten gemeinsam mit Freunden und auch als kleine Familie allein sehr schöne Skiurlaube verbringen. Diese Reisen gaben uns noch einmal eine große Portion Mut und Zuversicht. Die Normalität war fast erreicht, und Barbara konnte auch wieder anfangen zu arbeiten. Aber kaum hatte sie sich in den Alltag zurückgekämpft, da kam der Krebs wieder.

Knapp zwei Jahre ging das so, und immer gewann „der Scheißkerl". Haarverlust, Brustverlust, Implantat-Verlust, wieder Haarverlust, Bestrahlungen und so weiter. Sie wurde immer schwächer, und die ganzen Nebenwirkungen zermürbten auf Dauer natürlich auch. Nicht nur der Körper, auch die Psyche leidet, wenn die Krankheit einem peu à peu alles raubt. Wir haben fast jeden unserer geplanten Urlaube wieder absagen müssen, aber wir haben trotz dieser Ausnahmesituation auch immer versucht, unseren Alltag zu Hause so gut es geht aufrechtzuerhalten, für uns, aber vor allem für Merle. Kinder brauchen Normalität. Und wir haben sie immer mit einbezogen in die verschiedenen Krankheitsstadien. Warum Mama nicht mehr zusammen mit uns spazieren gehen kann, im Rollstuhl sitzen muss, warum ihr oft schlecht ist, warum sie immer mehr Hilfe benötigt. Merle hat es verstanden und ist auf ihre kindliche Weise toll damit umgegangen. Ja doch, sie waren ganz schön tapfer, meine beiden Frauen!

Sicher, die Hoffnung stirbt zuletzt, aber wir wussten ja wenige Monate vor Barbaras Tod, dass in ihrem Körper eine Zeitbombe tickt, und wir haben es schließlich akzeptiert. Die Zeit der Hoffnung war vorbei. In unserem letzten gemeinsamen Sommer zu Hause haben wir viel über das bevorstehende Lebensende von Barbara und die weitere Zukunft von mir und Merle gesprochen. Man muss auch und gerade in einer

solchen Situation realistisch bleiben, Vorkehrungen treffen, ein Testament verfassen, Vollmachten erstellen, die Beerdigung zusammen planen. Eine der zentralen Fragen war, wie kann ich bei meinem beruflichen Engagement das Leben für Vater und Tochter in Zukunft so gut wie möglich gestalten. Wir haben ganz praktische Pläne gemacht, und Barbara hatte danach ein sicheres Gefühl, dass das gut gehen wird. Ich bin ein Mensch, der auch in dieser Situation ehrlichen Optimismus ausstrahlen kann. Auch Merle haben wir schon früh gesagt, dass Mama vielleicht sterben wird, dass dann die gute Seele den kranken Körper verlässt und Mama nicht mehr bei uns sein wird, aber dass ihre unsichtbare gute Seele für immer in uns bleibt. Dass sie das verstanden hatte, zeigte sich unmittelbar nach Barbaras Tod.
Als die Pflege zu Hause immer aufwändiger und schwieriger wurde, haben uns sowohl die Ärzte als auch der Palliativdienst nahe gelegt, einen Hospizplatz für meine Frau zu suchen. Eigentlich hätte Barbara daheim sterben wollen, aber wir mussten auch an unsere Tochter denken. Wenn 24 Stunden am Tag gepflegt werden muss, gibt es – wie sehr man sich auch bemüht – für ein Kind keine Normalität mehr. Dieser Beschluss ist uns nicht leicht gefallen, aber es war eine Vernunftentscheidung, und wir beide wussten, dass Barbara im Johannes-Hospiz sehr gut aufgehoben sein würde. Wir kannten das Haus ja schon durch meinen Vater. Trotzdem war es sehr schwer für mich, den Koffer meiner Frau zu packen in der Gewissheit, dass sie nie wieder nach Hause kommen wird. Und Barbara hat gesagt: „Wenn der Krankentransport kommt, um mich abzuholen, will ich versuchen, die paar Schritte von der Haustür zum Auto erhobenen Hauptes und auf eigenen Beinen zu gehen." Diese Art des Abschiednehmens von ihrem Zuhause war für sie sehr wichtig. Und es ist ihr gelungen.
Dann folgten die zwei Wochen im Hospiz, und das war eine wirkliche Erleichterung für uns alle. Alles Pflegerische wird einem abgenommen. Die Atmosphäre im Haus ist heiter. Alle Mitarbeiter haben ein unbeschreiblich großes Einfühlungsvermögen: Das Miteinander, das Füreinander, das soziale Leben dort, die Entschleunigung, die Normalisierung des Sterbens, all das wird im Hospiz intensiv gelebt. Das Leben wird noch ein letztes Mal konzentriert. Diesen letzten Weg, den wir ja alle einmal gehen werden, der wird da sehr human begleitet, sehr selbstverständlich und so ganz ohne Schrecken. Barbara wurde optimal versorgt, ihr wurde jeder Wunsch erfüllt, was nicht da war, wurde besorgt, und ich konnte mich nun ganz intensiv um sie und Merle kümmern. Es kehrte eine Art Ruhe in uns allen ein. Barbara lebte noch einmal richtig auf. Sie konnte sogar wieder mit Appetit essen. Ich habe zu Hause

ihr Lieblingsgericht gekocht, das im Hospiz warm gemacht wurde. Wir haben es dann dort zusammen gegessen mit Merle, als sie aus der Schule kam. Ein Stückchen Lebensqualität kehrte so zurück. Wir konnten noch besprechen, wie die Trauerkarte aussehen und wie die Beerdigung im Einzelnen ablaufen soll. Sich mit dem Tod zu beschäftigen, alles im Detail durchzuspielen, das half uns beiden sehr. Also ich möchte diese Zeit nicht missen. Sich vorbereiten zu können auf das Lebensende seines liebsten Menschen ist ein wichtiger Prozess. Wirklich alles besprochen, alles geregelt zu haben, das gibt dem Partner das Gefühl, in Frieden sterben und, wie sagt man so treffend, in Frieden ruhen zu können. Für mich waren der Sommer und diese Wochen im Hospiz schon ein ganzes Stück der eigentlichen Trauerbewältigung, und meiner Frau gab es die sichere Gewissheit, dass wir auch ohne sie gut klarkommen würden. Wir hatten das Endgültige endgültig akzeptiert. Es durfte jetzt auch passieren.
Ich hatte Merle am Spätnachmittag vom Reiten abgeholt, und als wir ins Hospiz kamen, brannte unten im Flur eine Kerze. Da wusste ich sofort, dass Barbara gestorben war. Was dann folgte, war sehr schön, sehr intim und sehr wertvoll. Es lag eine Blume auf der Schwelle zu ihrem Zimmer. Barbaras Lieblingspflegerin sagte zu Merle: „So, jetzt machen wir Deine Mama richtig schön, willst Du uns dabei helfen? Dann hol schon mal ihre Lieblingssachen aus dem Schrank." Merle war die ganze Zeit dabei und hat geholfen. Zum Ende hin meinte sie: „Oh, jetzt sieht Mama schick aus. Aber sie wird so kalt. Mama, ist dir kalt? Ihre gute Seele hat jetzt bestimmt den kranken Körper verlassen." Als wir abends spät nach Hause kamen, haben wir zusammen noch etwas gegessen und sind dann ins Bett gegangen. Beide haben wir gut schlafen können. Es war vollbracht.
Am nächsten Tag fand unsere kleine Abschiedsfeier im engsten Familienkreis in ihrem Zimmer im Hospiz statt. Schön angezogen lag Barbara auf ihrem Bett. Die Kerzen brannten, es gab etwas Musik, ein Gebet wurde gesprochen, und wer das Bedürfnis hatte, konnte ein paar Worte sagen. Alles war sehr passend und feierlich. Ich habe es in sehr positiver Erinnerung.
Barbaras Wunsch war es, eingeäschert zu werden. Nach dem Gespräch mit der Bestatterin fragte diese Merle, ob sie Mamas Urne bemalen möchte. Merle fand das eine tolle Idee. Da hat unsere Tochter ihre ganze Kreativität hineingelegt und lange daran gearbeitet. Eine runde Tür hat sie darauf gemalt und ringsherum Natur mit Bergen und Blumen, Wolken und eine große Sonne. Sie war stolz darauf und hat es allen Kindern aus der Nachbarschaft gezeigt. Die hatten natürlich noch nie eine Urne gesehen und fragten ganz erstaunt, warum die denn so klein ist und wie

ein Mensch da reinpassen soll. Merle hatte auf alle Fragen eine Antwort, und fünf Minuten später spielten die Kinder wieder draußen weiter. Am Tag nach der Bestattung wollte Merle unbedingt in die Schule gehen und hat gleich eine Deutscharbeit geschrieben, für die sie eine Zwei bekam. 14 Tage später sind wir beide dann in den Urlaub gefahren: Wir haben die Herbstferien genutzt für unseren Neuanfang.
Das Leben hat sich natürlich verändert, der Alltag ist etwas anders strukturiert als früher, aber wir fühlen uns beide mittlerweile wohl in der geänderten Situation. Natürlich muss ich, nein, müssen wir beide den fehlenden Partner und die Mutter kompensieren. Aber es ist so wie es ist. Mein Lebensmotto war immer schon: Das, was sich nicht ändern lässt, muss man akzeptieren und dann das Beste daraus machen. Auf jeden Fall freue ich mich sehr, dass Merle trotz dieses großen Schicksalsschlages ihren weiteren Lebensweg gehen wird – und zwar mit Frohsinn und Zufriedenheit. Sie organisiert ihr Leben sehr gut selbst – nur allein nach Hause kommen ist manchmal noch schwierig, wenn sie etwas Erlebtes am liebsten sofort erzählen möchte. Aber für alles gibt es eine Lösung. Oben im Haus haben wir uns eine Kiste bewahrt mit vielen schönen Sachen, die Barbara gehörten. Wenn wir das Bedürfnis haben, ihr nahe zu sein, können wir etwas herausnehmen und uns intensiv erinnern. Das Wesentliche aber sind die schönen Erinnerungen in unseren beiden Herzen.

DAS LEBEN IST EIN GESCHENK

Gerti Hüster (80)

Als kleines Kind schon wollte ich Ärztin werden. Im Krankenhaus arbeiten, kranken Menschen helfen, das war mein Berufswunsch von Anfang an. Warum dieser Wunsch so stark war, kann ich nicht nachvollziehen, aber es ist so geblieben.

Dann kam der Krieg und stellte unser Leben vollkommen auf den Kopf. Ich erinnere mich, dass ich die Angst der Erwachsenen spüren konnte, als es hieß „Der Krieg ist ausgebrochen!" Wir haben immer gefragt: „Mutter, was ist Krieg?" Das haben wir aber schnell genug zu spüren bekommen. 1940 begannen schon die ersten Bombenangriffe, und bald fiel für uns Kinder die Schule immer häufiger aus. Später saßen wir nach meiner Erinnerung fast nur noch im Keller oder im Bunker. Nach dem vernichtenden Bombardement im Oktober 1943 wurden wir, meine Mutter und meine beiden Schwestern und ich, zusammen mit vielen, vielen anderen Familien evakuiert. Mein Vater, der bei der Bahn arbeitete, blieb, bis er als Soldat eingezogen wurde, in Münster.

Wir kamen unter bei einer Bauernfamilie auf einem kleinen Hof im Tecklenburger Land. Das waren einfache, aber sehr liebe und herzliche Menschen. Da bekamen wir zwei kleine Zimmer, und meine Schwestern und ich konnten auch wieder zur Schule gehen. Es gab viel Lehrstoff aufzuholen, und selbstverständlich haben wir auf dem Hof auch ab und zu mit anpacken müssen, aber die Jahre dort haben mir sehr gut gefallen. Ein ganz anderes Leben als in der Stadt. Wir waren viel draußen im Garten, im Wald, es gab Tiere, und das Wichtigste war, dass wir keine Angst mehr haben mussten vor den schrecklichen Bomben. Ab und zu kam Vater uns besuchen. Das war immer ein Fest, er hat viel mit uns gespielt. Als zum Ende des Krieges hin keine Feldpost mehr von ihm kam, hat meine Mutter noch jahrelang gehofft, dass er eines Tages doch noch zurückkehren würde, aber das geschah nicht. Wir haben immer für ihn gebetet, aber wissen nicht einmal, wo er zu Tode gekommen ist. Kein Grab, gar nichts. Auch alle Suchanträge, die meine Mutter gestellt hat, liefen ins Leere. Für uns Kinder bedeutete das nicht nur den Verlust des Vaters, sondern auch, dass wir so schnell wie möglich Geld verdienen mussten. Weiter zur Schule gehen kostete Schulgeld, und das konnte Mutter sich finanziell nicht leisten. Ich hatte Glück und

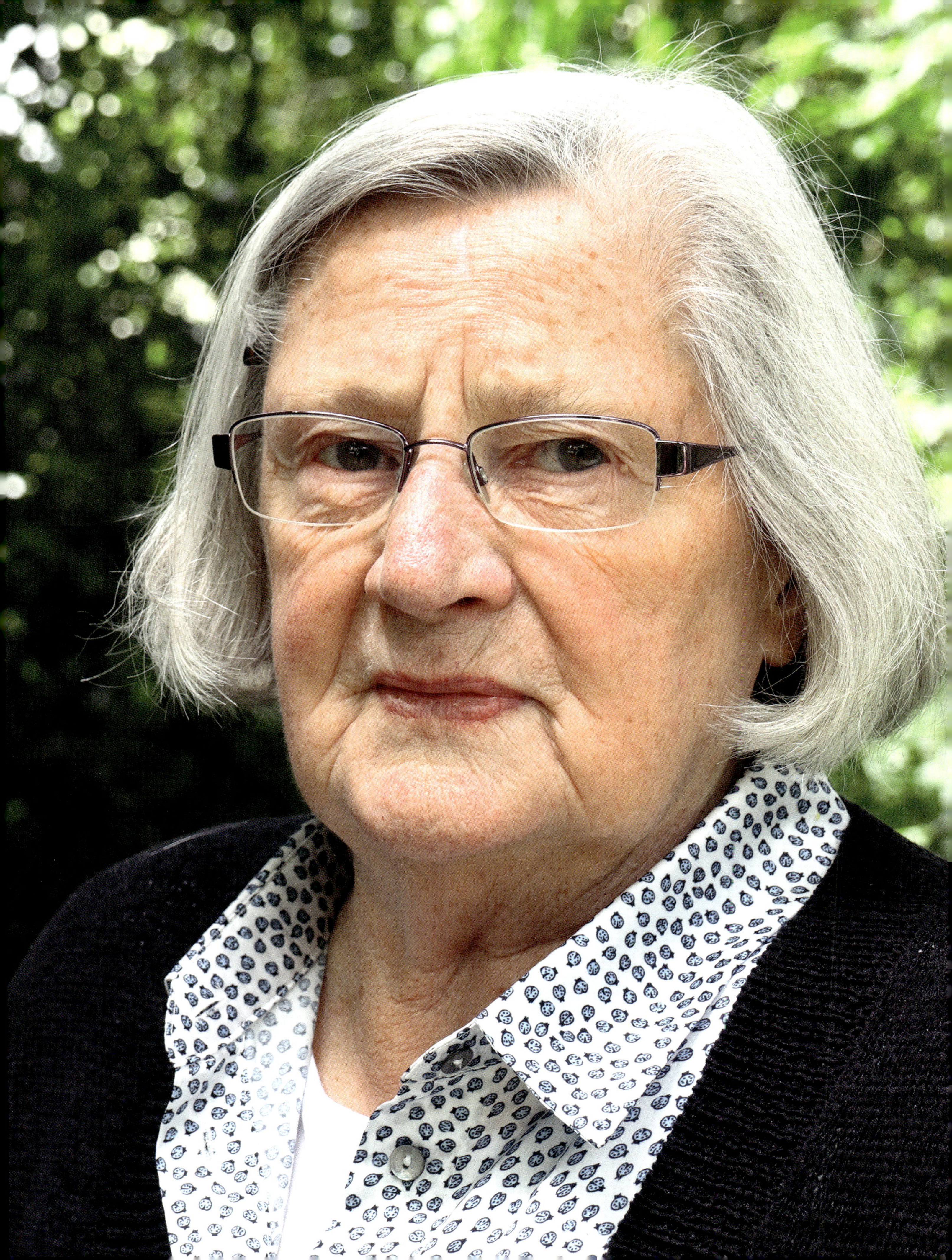

konnte mit 14 Jahren eine kaufmännische Lehre anfangen, aber der Traum vom Medizinstudium war ausgeträumt.

Als ich mit der Ausbildung fertig war, fand ich eine Anstellung als Buchhalterin in einem Kaufhaus in Ibbenbüren. Aber dann wurde bei mir Tuberkulose festgestellt. Insgesamt war ich fast zweieinhalb Jahre in einer Lungenheilanstalt in der Nähe von Paderborn. Und das war nicht einfach für eine so junge Frau. Man musste viel liegen, und Besuch kam selten. Die Krankheit war sehr ansteckend. Rückblickend aber war es doch eine gute Zeit. Ich bin erwachsen geworden und reifer. Als ich ab und zu aufstehen durfte, habe ich den Ordensschwestern etwas helfen können, und da war ich in meinem Element. Ich habe mich mit einigen Schwestern angefreundet, und langsam keimte der Wunsch, auch Ordensschwester zu werden in mir auf und wurde immer stärker. Als ich endlich genesen war, habe ich mich nach einer Stelle umgesehen in einem Ordenskrankenhaus, um zu prüfen, ob mein Wunsch stark genug war. In Hagen fand ich eine Verwaltungsstelle im Krankenhaus der Franziskanerschwestern, wo ich vier Jahre geblieben bin. Aber in ein Kloster bin ich nach reiflicher Überlegung dann letztendlich nicht eingetreten, obwohl ich heute manchmal denke, vielleicht wäre es doch mein Weg gewesen.

Ich war immer schon aktiv in der Christlichen Arbeiterjugend. Etwas aufzubauen macht mir Freude. Bei Null anfangen und etwas erschaffen, das war, wie es heute heißt, „mein Ding". Mein Kindertraum, als Ärztin im Krankenhaus zu arbeiten, ging mir immer noch durch den Kopf. Und eines Tages habe ich mich entschlossen, mich qualifiziert weiterzubilden. Neben der Arbeit habe ich es in Abend- und Wochenendkursen geschafft, die Fachhochschulreife zu erlangen. Das wurde damals jungen Menschen mit einer abgeschlossenen Lehre ermöglicht. Es war kein einfacher Weg, aber ich habe mein Ziel erreicht und mich danach entschieden, Sozialarbeit zu studieren – Medizin ging leider mit dem Abschluss nicht.

Mit Hilfe einer kleinen staatlichen Unterstützung habe ich dann von 1969 bis 1973 das Studium absolviert und mein Anerkennungsjahr in Berlin gemacht. Es folgten sechs Jahre beim Sozialamt in Münster. Mein Wunsch, wieder im Krankenhaus zu arbeiten, bestand aber weiterhin. Mittlerweile war ich nicht mehr so jung, hatte ziemlich viel Erfahrung in verschiedensten Berufsbereichen und wurde in meinem 44. Lebensjahr Sozialarbeiterin im Marienkrankenhaus in Osnabrück. Und es zeigte sich bald, dass ich endlich mein Sehnsuchtsziel erreicht hatte. Als erste und einzige Sozialarbeiterin in einem Haus mit fast 600 Betten hatte ich sehr viel zu tun, aber gleichzeitig auch freie Hand, meinen Beruf so zu gestalten, wie ich es für sinnvoll und richtig für die Patienten hielt. Die Zusammenarbeit mit den Ärzten und dem Pflegepersonal war sehr gut, und ich hatte das Gefühl, etwas Wichtiges und Zukunftsorientiertes zu leisten.

Das Erfüllende war für mich immer, Menschen in irgendeiner Form helfen zu können. Aber das war nicht immer möglich. In intensiven Gesprächen mit der großartigen evangelischen Seelsorgerin dort entwickelte sich die Idee, dem Krankenhaus ein Hospiz anzugliedern. Wir haben diese Vision immer weiter gesponnen. Beide waren wir der Meinung, dass Krankenhäuser damals kaum Möglichkeiten für ein würdiges Sterben boten. Die Häuser waren voll belegt, und es gab vor allem nicht genug Personal, um Patienten im Endstadium ihres Lebens intensiv zu begleiten. Wie oft habe ich es erlebt, dass Sterbende keine Ruhe finden konnten, weil sie in Mehrbettzimmern lagen, in denen Hektik vorprogrammiert war. Keiner hatte Zeit, sich einmal an ein Bett zu setzen, Gespräche zu führen, Angehörigen beizustehen. Viele Ärzte meinten damals, sie könnten die letzte Lebensphase palliativ durchaus gut begleiten, aber dem war doch oft nicht so. Wenn Schmerzen so unerträglich werden, dass Menschen nur noch sterben wollen, um nicht länger leiden zu müssen, dann versagt die Medizin. Wir, die Seelsorgerin und ich, wussten, dass es anders sein sollte und sein müsste, und wir haben dafür gekämpft. Es zeigte sich, dass die Zeit für die Hospiz-Idee reif war, und es fanden sich bald viele Mitstreiter und Geldgeber. Auch die Klinikleitung zog mit. Sie stellte einen eigenen Gebäudetrakt für das Hospiz zur Verfügung. Es war unglaublich. Wie ein Wunder erschien es mir manchmal. Und so ging es im Schnelltempo weiter. Die langjährige Vorbereitungsphase verlief planmäßig. Aber da hatte ich mich, wenn auch schweren Herzens, schon entschlossen, mit 60 Jahren in den Ruhestand zu gehen. Ich wusste ja, dass das Hospiz sich in vielen tragenden Händen befand, und so konnte ich gut loslassen.

Ja, das war schon ein großer Einschnitt. Aber für mich war der Zeitpunkt gekommen, an dem ich endlich einmal etwas für mich tun wollte. Einige Reisen und viele Fahrradtouren habe ich gemacht, morgens los mit einem Buch im Gepäck, irgendwo im schönen Münsterland gepicknickt, lange gelesen und dann wieder zurück. Wunderbar. Und ich habe auch sehr interessante Vorlesungen in Geschichte und Theologie an der Universität gehört. Das war spannend und vor allen Dingen anregend. Da habe ich noch sehr viel lernen können.

Aber auch diese schöne Zeit war irgendwann zu Ende. Eine Nachbarin wurde krank, und ich habe ihr mehrere Jahre fast täglich mit diesem und jenem geholfen. Ach, es war ja auch nicht weit, ich musste nur über die Straße gehen. Sie war schon sehr alt, und wir hatten ein gutes Verhältnis, fast so wie Mutter und Tochter. Man muss doch für andere da sein. Später, als sie nicht mehr zu Hause wohnen konnte, habe ich sie immer im Pflegeheim besucht.

Während dieser Zeit las ich in der Zeitung, dass es Pläne gab, ein Hospiz in Münster zu gründen. Das Johannes-Hospiz. Meine ehrenamtliche Mitarbeit habe ich sofort angeboten unter der Prämisse, dass ich mir die Arbeit, die ich machen wollte, aussuchen konnte. 1999 wurde das Haus eröffnet, und ich habe zuerst ein paar Stunden pro Woche Empfangsdienst gemacht. Aber ich konnte mich doch nicht hinsetzen und warten, bis jemand vor der Tür steht beziehungsweise bis das Telefon klingelt? Also habe ich ab und zu auch in der Pflege mitgeholfen, habe an Betten gesessen, habe das Essen gereicht oder mit Angehörigen gesprochen. Als es dann einmal ein Problem mit der Abrechnung für einen nicht versicherten Bewohner gab, konnte ich mit meiner Erfahrung als Sozialarbeiterin vermitteln, und so landete ich auf einmal wieder in meinem „alten" Beruf. Aus anfänglich zwei wurden bald acht Stunden pro Woche: Verwaltung, Dokumentation, Statistik, Medikamentenbestellungen, Termine machen und so weiter. Das empfand ich aber nicht als Belastung, im Gegenteil, ich habe es gern gemacht. Das Haus war neu, das Team war wunderbar, und die Zusammenarbeit wurde von Enthusiasmus und gegenseitiger Hilfe getragen. Wenn ich gebeten wurde, nachts auch mal eine Sitzwache zu halten, habe ich das mit Liebe für die Sterbenden getan. Viele Menschen, die in ihrer allerletzten Lebensphase unruhig sind, suchen nur nach einer Hand, die sie hält, um wieder zur Ruhe zu kommen, um in Ruhe sterben zu können.

In dieser Zeit habe ich, unabhängig vom Hospiz, zusammen mit anderen eine Demenzgruppe aufgebaut, damit pflegende Verwandte regelmäßig einen freien Nachmittag für sich haben können. Dort habe ich inzwischen aufgehört mitzuarbeiten, aber mich doch bereit erklärt, noch als „Springerin" auszuhelfen.

Und eine dreijährige Ausbildung zur Notfallseelsorgerin habe ich auch absolviert. Im Anschluss daran habe ich vier Jahre lang immer wieder Wochendienste gemacht. Das war schon anstrengend; immer auf Abruf bereit zu stehen. Ich war oft nach Suiziden im Einsatz. Das ist eine so schlimme Situation für die Familie und die engsten Freunde, das kann man nicht beschreiben. Da habe ich, so hoffe ich, in den ersten Stunden nach schrecklichen Ereignissen etwas helfen können. Angehörige auffangen, für sie da sein, zuhören, gut zureden, sich zuwenden.

Ich selbst betrachte das Leben als ein Geschenk. Es ist mir gegeben worden, und irgendwann wird es mir wieder genommen werden. Ich hatte in meinem gesamten

Erwachsenenleben immer mit Sterben und Tod zu tun. Mit meinem eigenen Lebensende beschäftige ich mich intensiv, vor allem nach meinen Krebserkrankungen. Am liebsten möchte ich ganz bewusst sterben. Und wenn niemand mich mehr zu Hause pflegen kann, dann auch gerne in einem Hospiz, das wäre für mich als Alleinstehende das Schönste. Nur, das kann man sich ja Gott sei Dank nicht aussuchen. Angst vor dem Sterben habe ich nicht, wohl aber Respekt. Im Falle meines Ablebens ist alles schon seit langem vorbereitet und mit meinen Angehörigen besprochen. Aber so weit ist es noch nicht.

Ich bin kürzlich 80 Jahre alt geworden, und jetzt muss und möchte ich etwas mehr für mich und meine Gesundheit tun. Nach siebzehn Jahren endet nun mein Einsatz für das Johannes-Hospiz. Ich war die dienstälteste ehrenamtliche Mitarbeiterin dort, aber meine Nachfolgerin ist sehr fähig und engagiert, und so konnte ich Ende vergangenen Jahres beruhigt ausscheiden. Jetzt gibt es wieder mehr Zeit für meine Interessen, meine Freunde und die immer weiter wachsende Familie. Und da ich nicht der Typ bin, der sich nur aufs Sofa setzt, warte ich erst einmal gelassen ab, was das Leben vielleicht noch an Überraschungen für mich bereithält.

ROCK 'N' ROLL IST MEINE THERAPIE

Jens Wolff (37)

Wir waren sehr unterschied ich, mein Bruder und ich. Er war zurückhaltender, als Kind schüchterner, während ich immer schon ein Draufgänger gewesen bin. Das sagte Rita, unsere Mutter, neulich auch noch mal. Aber wir hatten auch Ähnlichkeiten. Beide Realschulabschluss, beide 'ne Lehre gemacht, beide in vielen Berufen gearbeitet, und er hat auch ein paar meiner Leidenschaften geteilt – nicht so intensiv wie ich, aber immerhin: Motorräder und Musik, das heißt vor allem Rock 'n' Roll. Meine dritte Leidenschaft sind meine Tattoos – da hat jedes seine eigene Bedeutung. Das erste hab ich machen lassen als ich 16 war. Da war ich Punk, und das gehörte für mich unbedingt dazu. Meine Eltern waren natürlich dagegen, mein Bruder hat sich da raus gehalten. Als ich ihm aber eine Weile vor seinem Tod gesagt habe, dass ich auch eins für ihn stechen lassen würde, hat er gegrinst. Das fand er gut.

Trotz des Altersunterschieds – ich bin sechs Jahre jünger als Henning – sind wir meistens gut miteinander ausgekommen. Er hat mich nie als „den Kleinen" behandelt. Eigentlich im Gegenteil. Er hat mich in seinen Freundeskreis mit einbezogen, und das machte mich – gerade als Jugendlicher – „stolz wie Oskar".

Henning war so alt wie ich jetzt fast bin, als es anfing mit den Beschwerden. Und als dann endlich feststand, dass es ALS ist, mussten wir erst mal im Internet nachschauen, was das eigentlich für eine Krankheit ist. Das war ein Riesenschock: Unheilbare Muskellähmungen, Lebenserwartung ungefähr noch vier Jahre ... Henning hat es auf seine Art verarbeitet. Zynisch, teilweise auch depressiv und dann wieder mit Witz. Er hatte immer schon so 'nen Hang zum schwarzen Humor. Für ihn stand das Kürzel ALS für „AllerLetzteScheiße". Und er hatte recht damit. Das war es auch. So was wünscht man seinem ärgsten Feind nicht: Rollstuhl, Kontrollverlust über Arme und Beine, Blase und Darm, Sprache und Atmung. Na, zum Ende hin ist fast alles betroffen, nur das Gehirn nicht. Wie eingefroren war er zuletzt.

Aber er hat Größe bewiesen, hat es uns leichter gemacht, indem er nicht jammerte. Und bestimmt hat er oft so getan, als ob es ihm relativ gut ging – was nicht stimmte. Auf seinem Laptop, der jetzt mir gehört, fand ich einen Spruch, der mich umgehauen hat. So ähnlich wie „Ihr kommt mich besuchen, und ich habe ein Grinsen im Gesicht. Aber das mach' ich nur für euch, damit ihr nicht merkt, wie schlecht es mir geht." Da

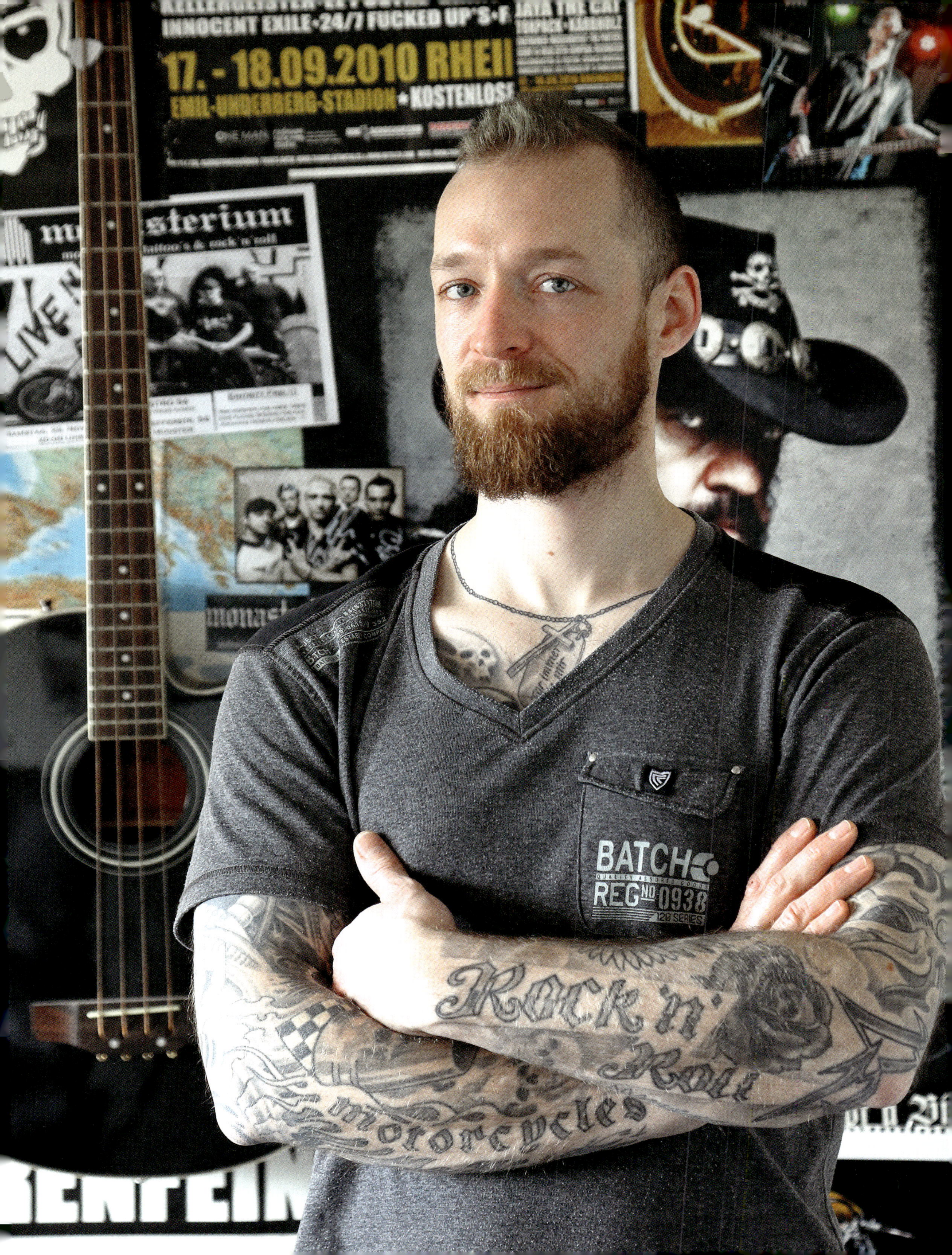
INNOCENT EXILE • 24/7 FUCKED UP'S
17. - 18.09.2010 RHEI
EMIL-UNDERBERG-STADION
KOSTENLOS
JAYA THE CAT
BATCH
REG NO 0938
Rock 'n' Roll
motorcycles

blieb mir die Spucke weg, da musste ich echt noch mal schlucken. Ich hab ihn immer versucht normal zu behandeln, nicht wie einen Kranken, sondern wie sonst auch. Das fand er gut. Er hasste diese Mitleidstour, und Gefühlsduselei konnte er auf den Tod nicht ab. Witze waren ihm tausend Mal lieber als Tränen.

Leider sind viele Freundschaften auf der Strecke geblieben. Wir hatten einen großen gemeinsamen Freundeskreis. Aber der ist im Laufe der Zeit ein ganzes Stück kleiner geworden. Viele wollen oder können mit Verfall, Sterben und Tod nicht umgehen und kommen dann einfach nicht mehr. Das tut echt weh, aber da bin ich straight: Einmal weg, für immer weg. Mit den Leuten will ich sowieso nichts mehr zu tun haben. Was ist das denn für 'ne Scheißhaltung? Schönwetterfreundschaften sind das. Das taugt nix – wieder was gelernt im Leben.

Aber gute Sachen haben wir trotzdem noch gemacht. Eine große Party, kurz bevor Henning im Rollstuhl landete. Die letzte, wo er noch auf eigenen Beinen stehen konnte. Das war klasse. Tolle Musik. Ich hab mit meiner Band „Monasterium" natürlich auch gespielt. Und ein Jahr später sind wir alle zusammen in den letzten gemeinsamen Urlaub gefahren. Er wollte noch einmal an die Nordsee. Da hatten wir als Kinder und Jugendliche immer die Ferien verbracht. War aber doch ein ziemlicher Aufwand. Er hatte da schon so 'ne Atemmaske und brauchte für die 500 km und zurück einen Krankentransport. Das hat Hartmut, unser Vater, mit Hilfe einer Stiftung geregelt. Henning selbst hat ein schönes Haus im Internet gefunden, groß genug für uns alle: Er, Rita und Hartmut, seine Freundin, die beiden Pflegerinnen, die zwei Hunde und meine Person. War schön, das muss man sagen. Auf der Terrasse sitzen, Bierchen trinken, geraucht hat er damals auch noch. Man musste ihm die Zigarette festhalten, aber es ging irgendwie. Oft brauchte ich ihn nur anzugucken, dann wusste ich schon, was er wollte.

Ich habe immer versucht, für meinen Bruder da zu sein, zu tun, was ich konnte. Bei technischen Sachen hab ich eh viel helfen können. Licht am Rollstuhl anbringen und all das. Den ganzen mechanischen und elektrischen Kram, das konnte ich ja. Nur das Pflegerische, das war nicht so mein Ding. Davor hatte ich echt Respekt. Irgendwie hatte ich da immer Angst, ihm weh zu tun. Ich bin ja Handwerker und kein Pfleger. Na ja, so oft kam das auch nicht vor, denn er hatte ja zu Hause eine rund-um-die-Uhr-Versorgung, und danach im Hospiz war sowieso immer und zu jeder Zeit jemand da, wenn, sag ich mal so, Not am Mann war.

Rita hat mir letztens noch gesagt, dass ich oft über meine Grenzen gegangen bin für meinen Bruder. Das ist mir in der Situation gar nicht so aufgefallen, das war für mich selbstverständlich. Ich war gesund, Henning war krank, da muss man doch die Power aufbringen, für ihn da zu sein und ihn zu begleiten. Das war für mich nie 'ne Frage. So schmerzlich das manchmal war. Hätte ich das nicht gemacht, dann könnte ich mich heute nicht mehr im Spiegel angucken.

Die letzten Monate seines Lebens war Henning im Johannes-Hospiz. Er hat es sich vorher selbst noch angesehen. Es liegt ziemlich zentral und ist für Besucher gut zu erreichen. Das war ihm wichtig. Außerdem ist es ein schönes, helles Haus, und alle, die dort arbeiten, sind gut drauf. Auch die Ärztin dort war Spitze. Ich bin immer gern hingegangen und weiß noch, wie positiv überrascht ich anfangs war, wie locker das da zugeht. Und das Wichtigste natürlich: Henning wurde super gut gepflegt! Wenn er Schmerzen hatte, bekam er immer sofort, was er wollte. Mittlerweile kannte er sich mit den ganzen Medikamenten ziemlich gut aus. Ja, das Personal war wirklich klasse. Sie haben alles getan, um es Henning so leicht wie möglich zu machen. Obwohl dort äußerst selten ALS-Patienten leben, hatte er und hatten wir immer großes Vertrauen. Alle hatten so viel Erfahrung. Das strahlte das Haus einfach aus. Ich hab da noch viel für Henning regeln können. Umzug gemacht, Möbel hingestellt, Bilder aufgehängt und eine Klingel eingebaut, die er mit seinem Kopf betätigen konnte, denn sonst konnte er ja nichts mehr bewegen.

An dem Tag, als Henning gestorben ist, waren Rita und ich bei ihm. Er hatte keinen Bock mehr auf diesen täglichen Kampf. Jede Bewegung, jeder Atemzug, jedes geflüsterte Wort eine Qual. Dass er noch so lange durchgehalten hat, war eh schon ein Wunder. Er wollte alleine sterben – vielleicht auch, um uns zu schonen, habe ich später gedacht. Wir haben uns endgültig verabschiedet, sind rausgegangen in den Hospizgarten und haben uns zusammen in den Strandkorb dort gesetzt, meine Mutter und ich. Wir haben uns gehalten und geheult und geheult und geheult. Ich habe mich in dem Moment so intensiv mit Henning und Rita verbunden gefühlt wie noch nie zuvor. Trauer und Glück zugleich. Trauer um den Verlust von Henning, Glück, dass sein Leidensweg bald überstanden sein würde. Es klingt vielleicht verrückt, aber ich denke gern an diese Situation dort im Garten zurück.

Zwei Stunden später ist er gestorben. Als ich am nächsten Morgen in sein Zimmer kam, lag er ganz entspannt da. Ohne Atemmaske, so hatte ich ihn lange nicht mehr gesehen. Das Personal hatte seine Motorradkutte auf sein Bett gelegt. Es sah wirklich schön aus. Er hatte das kleine Grinsen im Gesicht, das so typisch für ihn war. Ich habe ihn umarmt, hab meine Wange an seine Wange gelegt, weil ich fühlen wollte, ob er wirklich kalt ist. Und das war er. Und es war gut so.

Er hat in den letzten vier Jahren seines Lebens noch so eine Power gehabt, unglaublich. Sicher, er hatte auch seine depressiven Phasen und war auch mal schlecht gelaunt – nur, wer kennt das nicht? Manchmal musste das Personal das dann ausbaden, aber die haben es locker genommen. Und dann konnte er wieder über sich selber lachen. Er hat immer gesagt „Eh, ich bin 42, ich hab Vieles erlebt und mein Leben intensiv genossen. Es gibt todkranke Kinder, die nicht mal erwachsen werden dürfen, wieso soll ich jammern?" Hut ab! Ich könnte das bestimmt nicht so. Mir wäre ein plötzlicher Tod eh lieber, aber kann man sich das aussuchen? Nee, mein Bruder ist über sich hinausgewachsen, das werde ich nie vergessen. Das Tattoo für ihn trage ich am Hals. Es ist eine Kette mit einer Hundemarke daran, das ist die Erkennungsmarke bei Soldaten, und da steht drauf „für immer in mir". Und ja, das stimmt so.
Verarbeiten kann ich das Ganze ohne viel Getue. Es hat viel Energie gekostet, und das will erst mal wieder aufgefüllt werden. Aber das klappt schon. Ich hab auch viel dazugelernt, und ich bin nach wie vor der Meinung, dass das Leben so viele schöne Seiten hat. Es ist facettenreich und bunt und macht großen Spaß, trotz allem. Klar denke ich oft an Henning. Definitiv! Es gibt viele Sachen, die ihm gehörten und die ich jetzt habe. Da kommt die Erinnerung automatisch. Seine Klamotten zum Beispiel. Die trage ich fast jeden Tag. Aber auch so denke ich oft an ihn. Mehr als damals, als er noch gesund war eigentlich. Ich bin aber Realist und mache das am liebsten allein mit mir aus. Auch mit Hilfe meiner Musik. Rock'n' Roll ist meine Therapie. Ich habe, bevor Henning gestorben ist, einen Liedtext für ihn geschrieben: „Brüder" heißt der Song. Er fand den Text gut und fand es noch besser, dass unsere Band „Monasterium" die Nummer auch nach seinem Tod noch spielen wird, und dass der Song auf die nächste CD kommt. Letztes Jahr sind wir damit aufgetreten auf dem ALS-Musikfestival in Marl und haben auch ein kleines Rockkonzert gegeben zu Gunsten des Johannes-Hospizes. Jedes Mal, wenn ich das Lied singe und spiele, ist es ein Stückchen Verarbeitung.
Und ich besuche Henning manchmal auf dem Zentralfriedhof. Nicht oft, ehrlich gesagt, ich bin nicht so'n Friedhofsgänger, aber zu seinem Geburtstag im November war ich da. Überall brannten Lichter. Das sah superschön aus, war toll beleuchtet, Trauergefühle kommen da nicht auf. Im Gegenteil, es war eher so eine gelöste, fast heitere Stimmung in mir. Ich habe auf seinen Geburtstag angestoßen mit zwei Gläsern Scotch. Eins für ihn übers Grab gegossen, eins für mich durch die Kehle. Das werden wir zwei Brüder in Zukunft jedes Jahr so feiern.

BRÜDER

Wir waren Brüder aus demselben Fleisch und Blut.
Selbst in den letzten Stunden verließ dich nicht dein Mut.
Denn wir sind Wölffe und standen zusammen in der Not.
ALS ist kein Spaß, das ist ein knüppelhartes Brot.

Jeder Tag war eine Herausforderung, und du nahmst sie an.
Das war ein Kampf, vor dem ich nur meinen Hut ziehen kann.
Leider sieht man erst hier, wer die wahren Freunde sind.
Ich stand hinter dir, war da beim stärksten Gegenwind.

Brüder bis in den Tod, deiner kam viel zu schnell.
I can´t do anything, to get you out of this hell.
Brüder bis in den Tod, meine Seele brennt.
I stand beside you until the bitter end.

Es gab bei dieser Prognose keine Aussicht auf ein Happy End.
Das weiß jeder, der den Verlauf dieser fucking Krankheit kennt.
Wir sind diesen harten und steinigen Weg gemeinsam gegangen.
Ein freier Geist im versteinerten Körper gefangen.

Brüder bis in den Tod, deiner kam viel zu schnell.
I can´t do anything, to get you out of this hell.
Brüder bis in den Tod, meine Seele brennt.
I stand beside you until the bitter end.

(Songtext von Jens Wolff für seinen Bruder Henning)

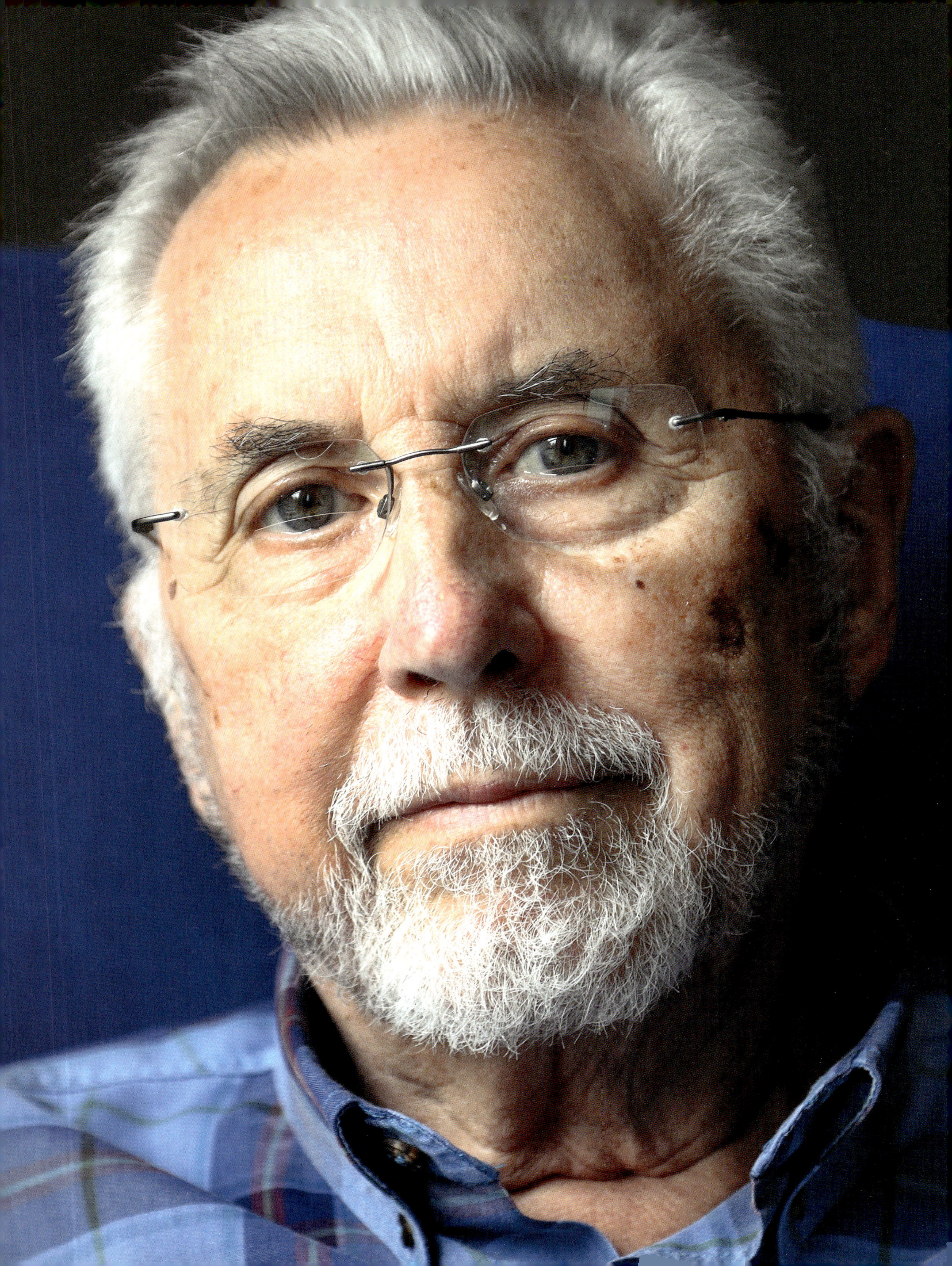

DIE HOFFNUNG AUF LETZTE SCHÖNE TAGE

Josef Rawe (80)

Wir sind echte Westfalen, die ganze Familie, mütterlicher- und väterlicherseits. Das war, soweit ich weiß, immer schon so, und drei meiner vier Töchter leben mit ihren Familien auch hier. Meine Eltern kommen beide aus den Baumbergen, zogen aber, als mein Vater eine Möglichkeit sah sich selbständig zu machen, nach Warendorf. Da kam ich als Ältestes von fünf Kindern zur Welt. So fing vor achtzig Jahren mein Leben an – und jetzt geht es zu Ende.

Der Vater meines Vaters war Steinmetz und hat in den Sandsteingruben in den Baumbergen gearbeitet. Das war Schwerstarbeit, und er ist früh gestorben. Ich hab ihn nicht mehr gekannt. Der andere Opa war Schneider, und meine Mutter hat das Handwerk bei ihm gelernt. Bevor sie meinen Vater heiratete, arbeitete sie als Wanderschneiderin. Es gab ja damals noch keine Kaufhäuser. Na ja, in Berlin vielleicht, aber nicht bei uns auf dem Land. Die reichen Bauern bestellten eine Schneiderin, und die blieb einige Wochen auf dem Hof und nähte für die ganze Sippschaft alles, was gewünscht wurde. Ja, meine Mutter war sehr tüchtig, und mein Vater konnte alles. Die hatten sich gesucht und gefunden, kann man so sagen. Er war Autoschlosser, also KFZ-Meister, reparierte alles Technische, von Nähmaschinen über Fahrräder und landwirtschaftliche Maschinen bis hin zu Militärfahrzeugen. Nach dem Krieg verlagerte sich das mehr und mehr auf Autos. Und er konnte arbeiten! So tüchtig, das gibt es nicht. Ich hab ihn als Kind und Jugendlicher sehr bewundert, er war ein Vorbild für mich, obwohl er auch jähzornig sein konnte, wenn nicht alles so lief, wie er es wollte. Eigenartig, aber ich schätze ihn in Gedanken immer noch sehr, obwohl sein Jähzorn sich auch oft gegen mich richtete. Ja, er wollte einen „Weltmeister" aus mir, seinem Ältesten, machen. Aber das bin ich nicht geworden.

Meine frühesten Kindheitserinnerungen stammen aus den Kriegsjahren. Flugzeuge am Himmel, Flakabwehr, tote englische Piloten in einer Scheune. Mein Vater war sehr gegen die Nazis und hat nach kurzer Zeit als Soldat sogenannte kriegswichtige Arbeiten an der „Heimatfront" gemacht. Er hat die ganzen Jahre hindurch Armeefahrzeuge repariert. Das hat mich als Kind auch schon interessiert. Als dann die Amerikaner im Mai 1945 kamen, war ich begeistert. Die Jeeps, die Tanks, die freund-

lichen Soldaten, die Schokolade und Kaugummi an uns Kinder verteilten. Ich war gerade neun Jahre alt, als der Krieg vorbei war.
Drei jüngere Schwestern und einen Bruder hatte ich. Leider sind wir jetzt nur noch zu Dritt, denn mein Bruder und eine Schwester sind schon gestorben. Und ich als Ältester lebe immer noch. Aber wahrscheinlich nicht mehr sehr lange, denn im letzten Jahr hat es mich erwischt. Ich war in meinem ganzen Leben niemals ernsthaft krank. Bin auch so gut wie nie zum Arzt gegangen. Ich habe immer gesagt: „Es ist von selbst gekommen, es wird auch von selbst wieder gehen." Das war 79 Jahre lang so, bis der Krebs kam. Vor etwas über einem Jahr war das. Ich konnte und wollte es nicht glauben. Das gibt es doch nicht, das kann doch nicht wahr sein, ich doch nicht – so ging es mir immer wieder durch den Kopf. Lange Zeit habe ich gebraucht, das zu akzeptieren. Und jetzt bin ich hier.
Seit einigen Wochen, seit ich im Hospiz zur Ruhe gekommen bin, gehen mir viele Jugenderinnerungen durch den Kopf. Schöne und auch weniger schöne. Zum Beispiel wie ich das Gymnasium verlassen musste, weil ich nicht fleißig genug war. Ich hatte alles andere im Kopf als Schule. Autofahren konnte ich schon mit 14 Jahren, und als ich 16 war, bekam ich mit einer Sondergenehmigung meinen offiziellen Führerschein. Da freute ich mich jedes Mal, wenn Vater mich irgendwohin schickte. Das war natürlich, wie meine Enkel heute sagen würden, supercool! Erst habe ich eine KFZ-Lehre gemacht und mit 25 Jahren dann die Fahrlehrerprüfung bestanden. Dann habe ich mich selbständig gemacht und 40 Jahre lang eine Fahrschule gehabt. Jetzt ist es wesentlich einfacher geworden, da es heute fast alles junge Leute sind, die ihren Führerschein machen wollen. Die kann man besser unterrichten. Aber damals war das ganz anders. Fast keiner hatte ein Auto und wer eines kaufen wollte, musste erst einmal den Führerschein machen. Ich hatte sehr gemischte Kundschaft: Bauern und ihre Frauen, Soldaten und Offiziere, die von der Bundeswehr geschickt wurden, viele Ältere, die sich ein Auto leisten konnten. Und fast alle wussten alles besser. Nun sah ich auch noch viel jünger aus als ich war, und das machte die Sache nicht gerade einfacher. Nee, das war manchmal ganz schön schwierig. Man ist ja nicht nur Fahrlehrer – man ist auch Psychologe, Eheberater, Tröster, Beichtvater und weiß der Teufel was alles noch. Und man muss gut zuhören können das ist wichtig. Im Großen und Ganzen habe ich es gern gemacht, jedenfalls wusste ich immer genau Bescheid, was los war im Ort.
Inzwischen war ich verheiratet und hatte vier Töchter. Und jetzt sind da auch schon sieben Enkelkinder. Und alle kommen mich besuchen. Ja, ich habe die ganze Zeit in

den verschiedenen Krankenhäusern und hier natürlich auch unwahrscheinlich viel Besuch gehabt. Meine Kinder und Enkelkinder, meine Lebensgefährtin, ihre Söhne mit Familie, die Freunde aus den verschiedenen Vereinen, die Mitglieder meines Volleyballteams, meine Geschwister, Nachbarn – alle kommen sie, und ich freue mich sehr darüber. Ich muss das richtig planen, sonst stehen hier auf einmal fünf Leute gleichzeitig vor der Tür. Und obwohl ich weiß, dass jeder Tag mein letzter sein kann, war ich so frivol und habe einen Besucherplan für die nächsten Wochen gemacht. Ich rede gern mit Menschen, das ist vielleicht eine Berufskrankheit, aber wenn kein Besuch da ist, dann fällt mir die Decke schon mal auf den Kopf. Und ich mag Ablenkung, dann kommt man nicht auf dumme Gedanken. Oder soll ich sagen: Auf trübe Gedanken?

Doch, die Krankheit hat mir ziemlich zugesetzt. Körperlich natürlich – ich war schon auf den Rollstuhl angewiesen und konnte zeitweilig gar nicht mehr aufstehen – aber auch vom Kopf her. Ich habe mich nicht mehr wiedererkannt, habe mich vor meiner Krankheit geschämt und wollte und konnte nicht verstehen, dass das Leben bald vorbei sein soll. Ehrlich gesagt, wäre ich lieber tot umgefallen, aber es ist, wie es ist. An Selbstmord habe ich auch schon gedacht, habe mir alles schon ausgemalt, aber dann lässt man's doch sein. Das möchte man seinen Lieben nicht antun. Nur, ich sage Ihnen, das letzte Jahr war kein Zuckerschlecken für mich. Sechsmal Chemo, zweimal Immuntherapie, zwischendurch eine Reha und danach wieder ab ins Krankenhaus.

Und wir hatten doch noch so viele Pläne! Meine langjährige Lebensgefährtin Gerlinde hört demnächst auf zu arbeiten, und dann wollten wir uns ein Wohnmobil zulegen und noch einmal so richtig durchstarten. Ja sicher, das hätten wir vielleicht früher machen sollen, denn jetzt ist es wohl zu spät. Schluss. Aus.

Hier im Johannes-Hospiz ist die Stimmung oft recht heiter. Das kann man sich als Außenstehender nicht so richtig vorstellen. Konnte ich auch nicht. Meine Kinder haben mich von der Palliativstation ins Hospiz verlegen lassen. Dafür bin ich ewig dankbar. Als sie das aber mit mir besprochen haben, habe ich die ganze Zeit gedacht: Hospiz bedeutet Tod, Hospiz ist Tod. Ich wusste es nicht besser. Denn so ist es hier absolut nicht. Im Gegenteil: Das Hospiz ist ein Paradies. Wirklich.

Warum? Darauf gibt es ganz viele Antworten. Also, als ich hier ankam und willkommen geheißen wurde und das Zimmer sah, da hatte ich schon ein gutes Gefühl. Zuerst war ich noch nervös, habe oft geklingelt, hatte Angst, dass ich meine Tabletten zu spät bekomme, aber irgendwann dann wusste ich, dass man mich hier nicht vergisst. Und irgendwann wusste ich auch, dass man im Hospiz nicht mehr geheilt wird, sondern dass es uns Sterbenden so leicht wie möglich gemacht werden soll. Und ja, ich fühle mich hier sehr, sehr wohl. Nicht so wie im Krankenhaus, im Gegenteil. Alle sind so freundlich und fürsorglich und haben Zeit für einen. Viel Zeit. Wir reden einfach miteinander über alles, nur nicht über Krankheiten, das möchte ich nicht. Aber wenn man das wollte, ginge es bestimmt auch. Denn das Personal ist auch psychologisch ausgebildet. Alle geben ihr Bestes und versuchen den Alltag so schön wie es irgend geht zu gestalten. Und wenn man Wünsche hat, darf man es sagen, und dann wird es möglich gemacht. Ich zum Beispiel esse gerne Speckpfannekuchen. Meine Tochter hat den Speck mitgebracht, und man hat mir hier in der Küche mein Lieblingsessen bereitet. Wie gut das schon roch! Das ist doch fantastisch, oder? Doch, ich fühle mich hier bestens aufgehoben und habe sehr viel Vertrauen, dass, wenn bei mir der Schlüssel umgedreht wird, jemand mir beisteht. Klar, Angst vor dem Zeitpunkt hab ich schon, aber besser als hier kann es nicht sein. Die Hälfte des Personals arbeitet auf freiwilliger Basis, aber man spürt nicht, wer fest angestellt ist hier und wer ehrenamtlich arbeitet. Alle sind so nett und auch so enthusiastisch bei der Arbeit, das ist unglaublich! Sagenhaft ist es hier, das muss ich wirklich sagen.

Ja doch! Ich bin wieder so richtig aufgelebt. Die Kurve ging rapide hoch. Ich habe wieder zugenommen, kann wieder ohne Hilfe gehen und genieße die Zeit, die mir bleibt, ganz intensiv. Als ich mich hier eingelebt hatte, habe ich gesagt: „Ich habe noch zwei Wünsche: Einmal noch Spargel essen und dann die ersten Erdbeeren der Saison genießen." Und das habe ich geschafft! Ich habe sogar schon ganz vorsichtig gehofft, dass ich vielleicht noch zu Gerlinde ziehen kann. Aber das ist nicht wirklich realistisch, denn ich spüre jetzt, dass die Kurve wieder etwas runter geht. Das Laufen fällt mir schwerer, und der Rollator – ich sage immer Bollerwagen – kommt vielleicht bald wieder zum Einsatz. Viel lieber würde ich natürlich flott ins Auto steigen und hierhin und dorthin fahren. Mit Gerlinde und meinen Töchtern könnte ich vielleicht doch noch kleine Ausflüge machen, wenn das Wetter gut bleibt. Den Longinusturm würde ich gerne noch einmal sehen. Da bin ich im Vorstand und habe mit anderen dafür gesorgt, dass dieses Wahrzeichen der Baumberge vor dem Verfall gerettet wurde. Das ist mein Erbe und gibt mir jetzt ein sehr gutes Gefühl. Landschaftlich ist es wunderschön dort. Ob ich die Stufen bis zur Aussichtsplattform noch schaffen würde, weiß ich nicht. Das erste Mal war ich als Kind mit meinen Eltern da. Ein ganzes Leben liegt dazwischen – unglaublich …

In den letzten Wochen und Monaten ist Vieles passiert. Mit meinen Töchtern habe ich über alles Gespräche geführt. Tolle Gespräche. Besser als je zuvor. So ein guter

Vater war ich früher nämlich, glaube ich, nicht. Wir haben jetzt alles geregelt. So harmonisch, wie unser Verhältnis und das Verhältnis meiner Töchter untereinander jetzt ist, so harmonisch war es seit Langem nicht. Frieden – das ist doch am Ende des Lebens ein wunderbares Gefühl, für das ich sehr dankbar bin. Nun hoffe ich noch auf ein paar schöne Tage. Und wenn das Unabwendbare eintritt, dann soll in der Todesanzeige stehen: „Statt Blumen und Kränzen wird um eine Spende für das Johannes-Hospiz gebeten". Das ist mein Wunsch. Gerlinde möchte, wenn es so weit ist, auch hier sterben, hat sie gesagt. Denn einen besseren Ort, sich von der Welt und seinen Lieben zu verabschieden, gibt es nicht.

Ω

Josef Rawe wohnte sieben Wochen im Johannes-Hospiz. Als ich ihn drei Wochen vor seinem Tod kennenlernte, erzählte er mir von seiner leisen Hoffnung, das Hospiz vielleicht irgendwann doch wieder verlassen zu können. Einige Tage später schon sprach er – zwar mit Verwunderung in der Stimme – häufiger von seinem bevorstehenden Ende. „Meine Kurve geht langsam wieder nach unten." Als seine Kräfte schließlich immer mehr nachließen, war es sein größter Wunsch, schnell sterben zu mögen. Das hat er dann auch geschafft.

KEINE BERÜHRUNGSÄNGSTE

Ursula Herrmann (46)

Vor einigen Jahren habe ich meine Arbeitszeit ein wenig reduziert, um etwas mehr Zeit für das zu haben, was mir wichtig ist. Ich arbeite bei der Oberfinanzdirektion in Münster im Referat Bilanzsteuerrecht. Das hört sich für Außenseiter vielleicht trocken und langweilig an, aber das Gegenteil ist der Fall. Spannend und abwechslungsreich und immer wieder neu sind die Fälle, die auf meinem Schreibtisch landen. Im Nachhinein bin ich froh, dass ich mich vor etlichen Jahren dagegen entschieden habe, mich als Steuerberaterin selbständig zu machen. Das hätte wahrscheinlich ein höheres Einkommen, aber dafür auch wesentlich mehr Zeitaufwand bedeutet. So weiß ich: Wenn ich Feierabend habe, habe ich Feierabend. Und ob die Arbeit so interessant gewesen wäre wie meine jetzige? Nein, ich bin sehr zufrieden so.

Geboren und aufgewachsen bin ich in Siegen als Jüngstes von fünf Geschwistern. Meine Eltern sind als Kinder mit ihren Familien aus Schlesien – im jetzigen Polen – vertrieben worden. Sie haben sich später hier im Westen kennengelernt. Mein Vater war Postbeamter und meine Mutter nach der Hochzeit Hausfrau – das war in der Generation damals ja so üblich –, aber sie hatte auch alle Hände voll zu tun mit Haus und Garten und der siebenköpfigen Familie. Ich war eine Nachzüglerin und musste ein Zimmer mit meiner sechs Jahre älteren Schwester teilen. Das war oft nicht einfach – für uns beide nicht, denke ich. Als Kind lebte ich also in einer Großfamilie. Als ich später nur noch die Einzige war, die zu Hause wohnte, habe ich das Leben als „Einzelkind" ehrlich gesagt so richtig genossen. Ein ganzes Zimmer nur für mich, Tür zu, herrlich. Da hatte ich meine Ruhe. Ganz für mich sein. Bis auf den heutigen Tag bin ich gern allein. Das ist sicher auch eine Mentalitätssache.

Als ich nach dem Abitur in der Ausbildung war, wurde mein Vater krank. Ein Vierteljahrhundert ist das jetzt schon her. Er ist keine 60 Jahre alt geworden. Ja, das war eben so. Ich habe den Krankheitsverlauf hautnah miterlebt. Es war offensichtlich, dass er nicht mehr gesund wird. Und irgendwann hat er dann weitere Chemotherapien abgelehnt. „Ich geh nicht mehr ins Krankenhaus, ich will zu Hause sterben", sagte er. So hatten wir noch eine relativ gute Zeit miteinander. Er kam mit seiner Krebskrankheit soweit zurecht und konnte die Morphiumtropfen so dosieren, dass die Schmerzen erträglich blieben. In seiner letzten Lebenswoche konnte er nicht mehr aufstehen.

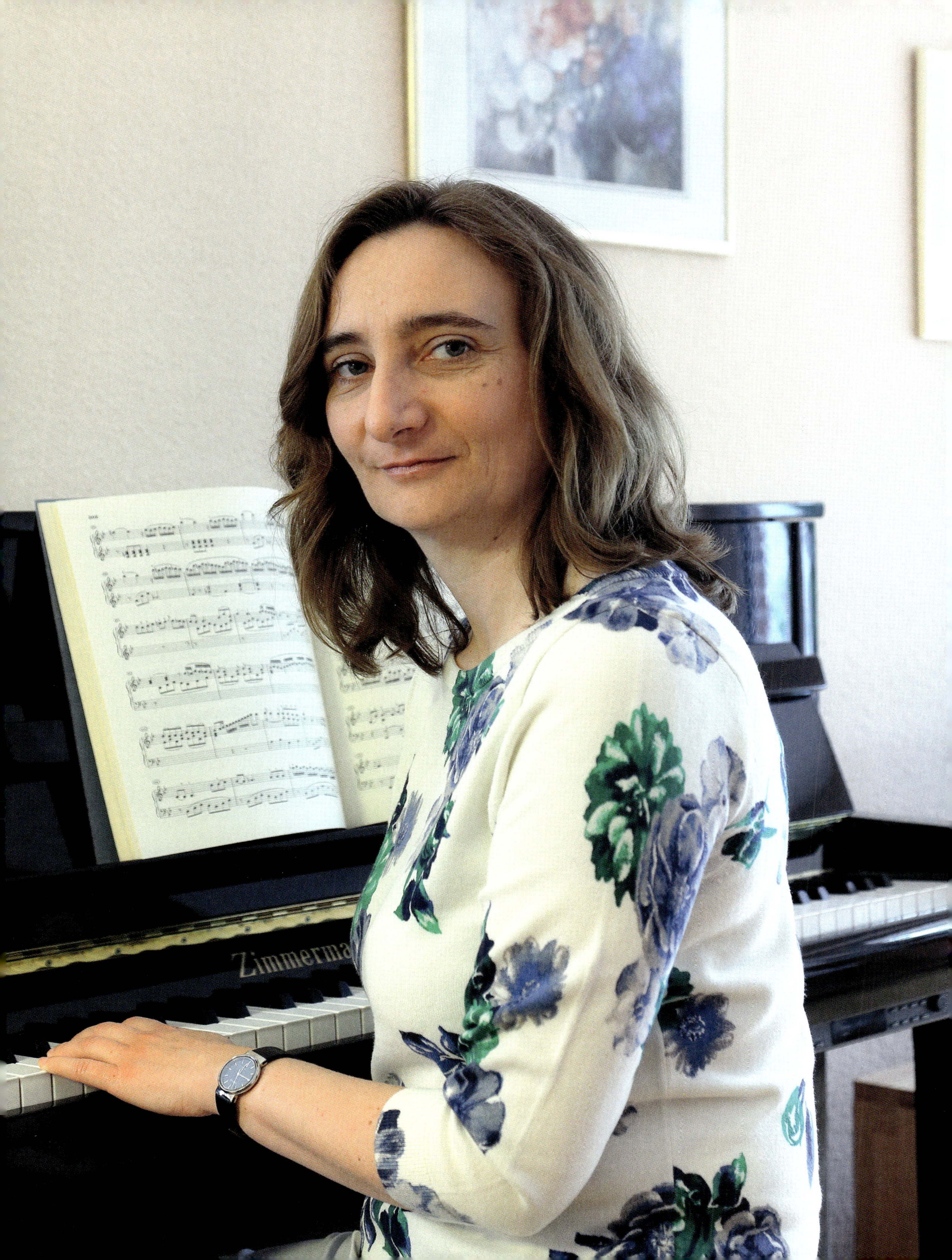

Das erlebe ich auch jetzt häufig im Hospiz: Es geht irgendwann rapide schlechter, und dann tritt der Tod schnell ein. Vater hat die letzten Tage in einem Dämmerschlaf verbracht. Ich habe diese Phase und auch das Sterben nicht als schlimm, gruselig oder gar traumatisierend erlebt. Wir wussten ja schon seit geraumer Zeit, dass eine Heilung nicht mehr möglich war. Genauso ist es heute für mich, wenn jemand im Hospiz stirbt.

Es gibt in meinem Freundes- und Bekanntenkreis viele, die wissen, dass ich einige Stunden in der Woche im Hospiz arbeite. Manche sagen: „Das stelle ich mir ganz furchtbar vor, das könnte ich nie!" Aber ich antworte dann immer, dass ich das so nicht empfinde. Eher im Gegenteil. So, wie ich es in meiner Wahrnehmung erlebe, ist das nicht zum Fürchten. Natürlich merkt man, wie unsere Bewohner immer schwächer werden. Aber wenn die Schmerztherapie gut eingestellt ist, ist es doch beruhigend zu wissen, dass man in Ruhe sterben kann. Für mich hat das auch etwas Gutes. So hat der Tod für mich nichts Angsteinflößendes. Ja, ich weiß, das sage ich heute als gesunder Mensch, aber ich hoffe und denke, dass meine Erfahrungen mich darin auch weiterhin bestärken werden.

Ich bin nicht besonders gläubig erzogen worden, Religion spielte keine so große Rolle daheim. Das Siegerland ist protestantisch geprägt. Wir lebten also, wenn man so will, in der Diaspora, aber bis auf die Tatsache, dass die katholische Kirche räumlich relativ weit entfernt war, spielte das keine große Rolle. Meine Eltern waren in Glaubensangelegenheiten eher liberal. Jedoch war es bei uns üblich, dass wir bis zur Firmung sonntags immer in die Kirche gingen. Aber danach durfte ich dann selbst entscheiden. Und da der Sonntag der einzige Tag war, wo ich ausschlafen konnte, war es dann mit dem Kirchgang schnell vorbei.

Allerdings habe ich in der Oberstufe freiwillig am Religionsunterricht teilgenommen, aber ehrlich gesagt, eher aus pragmatischen Gründen: In Religion bekam man keine wirklich schlechten Noten, und es waren auch nur zwei Unterrichtsstunden pro Woche statt – wie in anderen Fächern – drei. Heute würde ich im Nachhinein allerdings sagen, dass ich durchaus auch davon profitiert habe. Der Unterricht hatte nichts Frömmelndes, es war eher eine kritische Auseinandersetzung mit dem Glauben: Eine neue Perspektive, die ich in dieser Form noch nicht kannte. Das war eine spannende Zeit mit vielen interessanten und durchaus auch kontroversen Diskussionen. Kritisches Denken habe ich damals gelernt, und das ist mir geblieben.

Nach meiner Ausbildung wollte ich Karriere machen, um dann viel Geld zu verdienen. Wie junge Menschen manchmal so sind … Heute ist das nicht mehr mein Streben.

Es ist nun mal eine Binsenweisheit, dass das letzte Hemd keine Taschen hat. Vielleicht ist es dem Älterwerden geschuldet, dass man anfängt, darüber nachzudenken, was im Leben wichtig und was weniger wichtig ist, Fragen der Ethik und der Moral, Fragen nach dem Sinn des Lebens. Und solche existentiellen Fragen muss man für sich selbst beantworten, ganz allein. Das ist nicht so einfach, und da kam irgendwann dann doch der Glauben wieder in mein Blickfeld. Heute stehe ich der Kirche also wieder näher. Allerdings mit einer kritischen Distanz in gewissen Punkten, das schon. Ich nehme mir einfach die Freiheit, bestimmte Dinge auch anders zu sehen. Aber im Bereich der aktiven Sterbehilfe zum Beispiel ist die Haltung der Kirche für mich richtig und eingängig. Ich kann es vielleicht nachvollziehen, dass jemand in einer aussichtslosen Situation sagt „ich will nicht mehr leben", aber Euthanasie und ärztlich unterstützte Tötung dürfen niemals zum Normalfall werden, meine ich. Und wenn man das nicht möchte, dann muss man die Alternativen stärken und unterstützen.

Der Glaube ist durchaus hilfreich, wenn man sich mit den grundlegenden Dingen des Lebens beschäftigt, und deshalb gehe ich jetzt wieder regelmäßig samstags zur Vorabendmesse. Sich in Ruhe eine Stunde lang mit ganz anderen Dingen zu beschäftigen tut mir gut. Weit weg vom Alltagstrubel kann ich mich auf Anderes konzentrieren, und danach ist wirklich Wochenende, Ruhezeit. Es gibt immer wieder Themen in den Gottesdiensten, die man mit nach Hause nimmt, interessante Aspekte, über die man so noch nie nachgedacht hat. Es sind ja oft nur Kleinigkeiten, die einem zu denken geben oder die man dann in seinen Alltag einzubauen versucht. Manches, was man immer schon gewusst hat, bekommt dann eine ganz andere Präsenz.

Nach und nach kam irgendwann in mir der Gedanke auf, etwas Neues, etwas Anderes in meiner Freizeit zu tun. Nein, kein neues Hobby. Ich spiele viel und mit Freude Klavier, nehme auch immer noch Unterricht, ich stricke, treibe Sport und treffe mich gern mit Freunden. Das reicht mir. Ich wollte etwas Sinnvolles tun, allerdings etwas, das in Kontrast stehen sollte zu meiner täglichen Arbeit, in der sich alles um Zahlen und Recht und Gesetz dreht und der Mensch nicht so sehr im Vordergrund steht. Daher sollte es etwas mit Menschen zu tun haben, das war meine Intention. Und irgendwann – vor anderthalb Jahren ungefähr – bin ich sozusagen auf das Johannes-Hospiz gestoßen. Es liegt nicht so weit von meiner Wohnung entfernt, knappe fünf Minuten mit dem Fahrrad, das ist recht praktisch. Das Hospiz kannte ich damals nicht direkt, aber ich wusste, dass dort Gutes getan wird. Vielleicht, habe ich gedacht, gäbe es da eine Möglichkeit zu helfen. Statt Geld etwas Zeit spenden sozusagen.

Ich habe noch eine ganze Weile überlegt und dann eines Tages einfach dort angerufen und mein Anliegen erklärt. Ich wurde sofort zu einem Gespräch eingeladen. Zu dem Zeitpunkt allerdings wurden keine zusätzlichen ehrenamtlichen Mitarbeiter gesucht. Als ich ein halbes Jahr später noch einmal nachfragte, hieß es: „Ja, wir benötigen jemanden für Freitagnachmittag." Das passte mir zeitlich sehr gut, und so bin ich jetzt seit etwas über sechs Monaten dabei.
Zuerst habe ich einige Male zusammen mit erfahrenen Mitarbeiterinnen die Arbeit gemacht. Es war der Hospizleitung sehr wichtig, dass ich diese Dienste erst einmal kennenlerne und so auch weiß, was auf mich zukommt. Aber es war nicht schwierig. Denn das, was ich dort mache, sind eher praktische Sachen. Ich bin meistens in der Wohnküche tätig und versuche für alle da zu sein. Für die Bewohner, die Angehörigen und für Gäste. Ich sorge je nach Bedarf für Essen und Trinken, nehme eingehende Telefongespräche an, lasse Besucher ins Haus und räume auf. Es ist immer etwas zu tun. Wenn es gewünscht wird, gehe ich auch in die Zimmer und bringe oder hole das eine oder andere. Zeit, um ein Paar Worte mit den Menschen zu wechseln, ist selbstverständlich immer da. Man unterhält sich meistens über Alltägliches. Und das ist vielleicht auch gut so, denn möchte man sich ständig über Sterben und Tod unterhalten? Ich meine nicht. Ganz am Anfang habe ich zwar gedacht: „Ob es mich emotional vielleicht überfordern könnte?" Aber die Unsicherheit hat sich schnell gelegt, und überfordert fühlte ich mich bisher nie.
Sehr gut kenne ich unsere Bewohner meistens nicht, denn ich bin ja nur drei Stunden in der Woche anwesend. Das ist manchmal schade, aber es liegt natürlich auch daran, dass die Bewohner oft nicht sehr lange in einem stationären Hospiz sind. Man kann in der Kürze der Zeit keine wirklich engen Bindungen aufbauen. Aber so macht das meine Aufgabe vielleicht auch etwas einfacher. Berührungsängste, in die Zimmer der Bewohner zu gehen, habe ich nie gehabt. Ich weiß ja, ich habe es mit Menschen in ihrer letzten Lebensphase zu tun. Ich unterhalte mich genauso mit ihnen wie mit anderen auch. Und dass sie nicht mehr wie das blühende Leben aussehen, liegt in der Natur der Sache. Das ist ja nichts, wovor man sich fürchten muss. Im Gegenteil, es hat etwas Gutes, in Ruhe sterben zu können. So empfinde ich das.
Hier im Johannes-Hospiz herrscht eine fast familiäre Atmosphäre. Es ist ein schönes, überschaubares Haus mit zehn Bewohnerzimmern. Von Anfang an war ich gern da. Sämtliche Mitarbeiter machen auf mich einen engagierten, ausgeglichenen und mit ihrer Arbeit zufriedenen Eindruck. Die Pflegekräfte sind sehr zugewandt, und keiner wirkt gestresst, obwohl oft viel zu tun ist und hin und wieder auch mal Hektik auf-

kommt. Manchmal frage ich mich, wie viel Entlastung bedeutet eigentlich die Arbeit, die ich dort mache? Aber auch, wenn es vielleicht nur eine geringe Hilfe ist – es sind alles Dinge, die erledigt werden müssen, und wenn ich sie nicht erledige, muss das irgendwann vom Pflegepersonal gemacht werden. Und dann ist für die elementaren Aufgaben viel weniger Zeit vorhanden. Also sind auch die kleinen praktischen Arbeiten, die ich und all die anderen Ehrenamtlichen machen, im ganzen Ablauf nicht unwichtig. Deshalb bin ich sehr froh, dass ich den Schritt ins Hospiz gewagt habe, und so wie es jetzt aussieht, werde ich auch dabei bleiben.

GUT AUFGEHOBEN

Reinhold Waltermann (81)

Fast acht Jahre lang war ich nebenamtlich als Seelsorger im Hospiz tätig, und bis vor kurzem habe ich immer noch wöchentlich eine kleine Andacht für Bewohner und Angehörige dort gehalten. Die Mitarbeit als Pfarrer im Johannes-Hospiz war für mich am Ende meines Berufslebens und weit darüber hinaus eine ungeahnt kostbare Zeit mit überraschenden und sensibilisierenden Lernerfahrungen.

Ich wurde 1936 als viertes von fünf Kindern in einer zutiefst katholischen Familie geboren. Als Kind habe ich also noch den Krieg miterlebt. Nach den ersten Bombenangriffen auf Münster, die wir, an unsere Mutter geduckt, im Keller unseres Hauses überstanden, wurden wir evakuiert. Die beiden Jüngsten, darunter ich, kamen mit Mutter zusammen in einem kleinen Dorf in der Rhön bei einer Tante unseres Vaters unter, wo ich von den weiteren Schrecken des Krieges nur entfernt etwas mitbekam. Aus meiner Kindersicht habe ich die ersten Nachkriegsjahre, in denen Knappheit und Hunger herrschten, als schlimmer empfunden.

Dann – wieder zurück in Münster – kam ich aufs Gymnasium in eine Klasse, in der sich katholische und evangelische Schüler mischten. Ich erinnere mich, dass wir im Laufe dieser neun Schuljahre zahllose Streitgespräche über unsere konfessionellen Unterschiede führten. Trotz mancher Kontroversen entwickelten sich aber auch viele Freundschaften, die teilweise bis auf den heutigen Tag bestehen. Für mich waren es damals erste bewusste Auseinandersetzungen mit dem Glauben. Neben meinem Elternhaus hatten die gemeindliche Jugendarbeit, in der ich aktiv war, und ein von mir sehr geschätzter Jugendkaplan großen Einfluss auf meine Entwicklung, nicht zuletzt auch in religiöser Hinsicht; der Glaube hatte schon früh einen hohen Stellenwert in meinem Leben.

Bereits vor dem Abitur stand für mich fest, dass ich Theologie studieren wollte mit dem Ziel, Gemeindepriester zu werden. Ich weiß noch, dass die Schulsekretärin, mit der ich in meiner Funktion als Schulsprecher viel zu tun hatte, mir sagte, als sie hörte, dass ich katholische Theologie studieren wollte: „Wieso denn das? Sie sind doch sonst so ein netter Mensch!"

Meine Eltern haben meinen Entschluss mit verhaltener Freude akzeptiert, zugleich aber gesagt: „Junge, wenn Du spürst, dass das doch nicht das Richtige für dich ist,

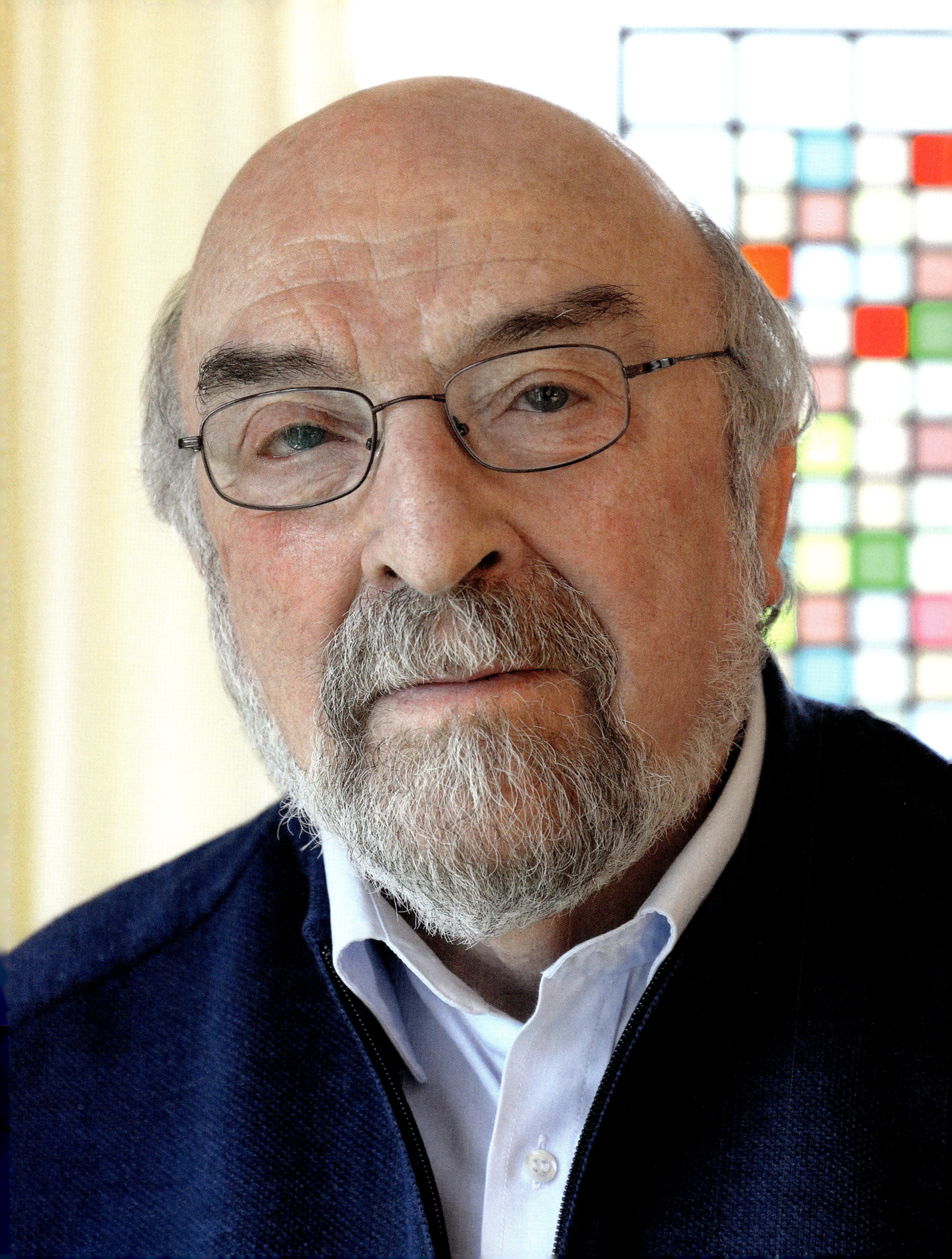

dann kannst du jederzeit zurückkommen und etwas anderes beginnen." Studiert habe ich dann in Münster und zwei Semester in Tübingen. Die Frage, ob das beabsichtigte Berufsziel und die daran gebundene Lebensform für mich wirklich das Richtige sein würden, hat mich durch die ganze Studienzeit begleitet. Besonders dann, wenn wertgeschätzte oder befreundete Studienkollegen ihren Berufswunsch aufgaben und den eingeschlagenen Weg verließen. Aber für mich kam ein Studienabbruch nie wirklich in Frage.

Nach meiner Priesterweihe folgten drei Jahre als Kaplan. Die erste Zeit in der Praktischen Seelsorge war für mich in theologischer Hinsicht sehr bewegend und eine wesentliche Weiterführung dessen, was ich in der Studienzeit gelernt hatte. Danach wurde ich vom Bischof zum Geistlichen Rektor und Novizenmeister einer diözesanen Gemeinschaft von Ordensbrüdern ernannt, obwohl ich selbst kein Ordenspriester war.

Wenige Monate nach meiner Priesterweihe eröffnete der Papst in Rom das Zweite Vatikanische Konzil, das entscheidende Anregungen und Aufbrüche mit sich brachte. Wie für viele andere Priester war das Konzil auch für mich motivierend für meine theologische Weiterentwicklung und für eine von der Freude an der Kirche getragene Pastoralarbeit. Papst Johannes XXIII. war überzeugt, dass sich die Kirche von Grund auf erneuern könnte und fähig wäre, sich den Herausforderungen der modernen Welt zu stellen. „Aggiornamento" war das Wort, das sein Anliegen kennzeichnete: „heutig machen", das heißt, die Kirche in der Weise zu erneuern, dass sie die Botschaft des Evangeliums so zu vermitteln vermag, dass sie bei den Menschen unserer Zeit ankommt. Das Konzil bedeutete einen neuen kirchlichen Aufbruch, der viel Hoffnung weckte. Die katholische Kirche befand sich im Aufwind. Für mich war das eine bewegte, spannende Zeit, gerade weil schon wenige Jahre nach dem Konzil die beharrenden, teilweise auch rückschrittlichen Kräfte von Rom aus wieder spürbaren Einfluss auf die Gestaltung der Kirche ausübten. Das war für uns nicht immer einfach. Mit einer Gruppe von Priestern in der Diözese Münster gründeten wir den „Freckenhorster Kreis", um die Impulse des Konzils lebendig zu erhalten und weiter fortzuführen. Unsere kritischen Stellungnahmen und zum Teil auch abweichenden Praktiken in der Seelsorge führten mitunter zu Auseinandersetzungen und gelegentlichen Konflikten mit der Kirchenleitung. Über 25 Jahre war ich einer der Sprecher dieses Kreises.

Völlig überraschend kam für mich die Ernennung zum Studentenpfarrer an der Universität Münster. Das war Ende 1968. Die neue Aufgabe, zumal in der damals aufgewühlten Zeit, habe ich als große Herausforderung erlebt. Diese zehn Jahre haben mich geprägt, wenn sie mich mitunter auch gebeutelt haben. Sie haben mich selbst, wie ich meine, in befreiender Weise kritischer und konfliktfähiger werden lassen. So erinnere ich mich noch gut an einen Studenten, der mir schon bei meinem Einstieg in die Studentengemeinde im Anschluss an eine Predigt im persönlichen Gespräch sagte: „Sie sind Theologe. Mich aber interessiert nicht die Theologie der Kirche. Mich interessiert, was und wie SIE in dieser Kirche glauben." Predigt also nicht als amtliche Lehrverkündigung, sondern als Glaubenszeugnis. Die persönliche Glaubwürdigkeit war gefragt. Ich wollte nah bei den Studenten leben, um zu erfassen, welche Fragen junge Menschen damals bewegten. Als ich – wie viele andere Priester – nach dem Konzil den römischen Kragen, das Kollar, und den schwarzen Anzug ablegte und mich zivil kleidete, tat ich das nicht, um mich zu verstecken. Aber Kleider machen Leute, so ist das nun mal. Auch die geistliche Uniform schafft Distanz. Es war mir wichtig, den Menschen als Mitmensch nahe zu sein, an ihrem Leben, ihren Fragen und Sorgen teilzunehmen und ihnen nicht von vornherein als Amtsträger zu begegnen.

Nach den vielen Jahren als Studentenpfarrer hatte ich den Wunsch, mich zu verändern und etwas Neues anzufangen. Als ich erfuhr, dass die Pfarrstelle in Münster-Nienberge frei wurde, habe ich mich beworben. Die Arbeitssituation in einer lebendigen Ortsgemeinde bedeutete eine große Umstellung für mich. Ich habe mich aber bald sehr wohl gefühlt und neue Wurzeln geschlagen. Über ein Vierteljahrhundert habe ich als Pfarrer dort gelebt und gearbeitet. Nicht nur ich habe die Gemeinde mitgeformt, die Gemeinde hat auch mich mitgeprägt.

Im „Freckenhorster Kreis" hatten wir sehr bewusst unser pastorales Engagement vor Ort mit Partnerschaften zu einer Kirche in einem sogenannten Entwicklungsland zu verbinden versucht. Durch Kontakt mit Erzbischof Dom Hélder Câmara kam es zu konkreten Partnerschaften mit verschiedenen sehr armen Gemeinden in Brasilien. Es gab ebenfalls einen Austausch mit Bischöfen und Theologen im reformorientierten Teil der brasilianischen Kirche. Einmal konnte ich ein halbes Sabbatjahr bei unseren brasilianischen Partnern verbringen. Ich hatte im Vorfeld Portugiesisch gelernt und habe dort in verschiedenen Projekten mitgearbeitet. Meine Aufenthalte in Brasilien habe ich immer als eine Art Praktikum gesehen, denn ich konnte dort viel lernen. Diese Erfahrungen mit einer Kirche im Aufbruch haben mich doch sehr bewegt. Wir unterstützen – und tun das auch heute immer noch – Projekte zur Selbsthilfe unter anderem für Straßenkinder.

Im Nienberger Pfarrhaus habe ich nie alleine gelebt. Aus der Studentengemeinde zogen zunächst ein Student und eine Studentin mit ein. Sie studierten Theologie und arbeiteten gleichzeitig in der Gemeinde. Nach kleinen Umbauten konnten wir die Wohngemeinschaft bald auf fünf Personen erweitern. Das häusliche Zusammensein und die Gespräche am Esstisch taten mir gut. Es war eine schöne, arbeitsreiche Zeit, in der vieles angestoßen und realisiert werden konnte, in aller Regel in Zusammenarbeit mit den Menschen der Gemeinde. Das hat Freude gemacht. Bei meinem Ausscheiden nach 25 Jahren dort spürte ich besonders deutlich, dass ich nicht nur mit der Gemeinde gelebt und gearbeitet habe. Ich habe mit ihr auch meinen Glauben gelebt.
Mit 66 Jahren habe ich der Bistumsleitung meinen Rücktritt als Gemeindepfarrer erklärt. Ich wollte nicht den Ruhestand, wohl aber einen „ruhigeren Stand" und ging in die Gemeinde eines jüngeren Mitbruders, um dort als Kooperator auszuhelfen. Da ich nun nicht mehr der letztverantwortliche Pfarrer war, konnte ich zum ersten Mal eine Privatwohnung beziehen. Das brachte eine größere Ruhe in mein Leben.
Doch schon nach zwei Jahren ergab sich eine neue Herausforderung; zwei ehrenamtliche Mitarbeiter aus dem Johannes-Hospiz in Münster besuchten mich. Sie waren auf der Suche nach einem neuen Seelsorger, nachdem die dortige Stelle frei geworden war und das Bistum diese Position wegen des Personalmangels nicht wieder besetzen wollte. Mit Einverständnis meines jüngeren Pfarrer-Kollegen habe ich mich schrittweise auf die neue Aufgabe vorbereitet. Ich besuchte ein anderes Hospiz, um mich beim dortigen Seelsorger über dieses besondere Arbeitsfeld zu informieren. Selbst hatte ich noch nie ein Hospiz von innen gesehen, und mir war klar, dass da Neuland auf mich zukam.
Beeindruckt hat mich die offene Atmosphäre des Hauses, der freundliche, zugewandte Umgang der Mitarbeiterinnen und Mitarbeiter. Alle, die im Hospiz arbeiten – ob hauptberuflich oder ehrenamtlich – sind gleichzeitig auch Seelsorger. Dass muss man wirklich so sagen. Das Haus atmet gleichsam eine gute Spiritualität. Vom Pflegepersonal habe ich die Achtsamkeit im Umgang mit den Bewohnerinnen und Bewohnern gelernt. Die Seelsorge dort erforderte von mir einen hohen Grad an aufrichtiger Empathie, zugleich aber auch die Fähigkeit, eine „professionelle" Grenze einzuhalten. Andernfalls ist die Begleitung von Sterbenden in einem Hospiz nicht zu leisten. Bildlich gesagt: Wenn jemand in einem tiefen Loch steckt, gilt es, ihm wirklich ganz nahe zu sein als Beistand, aber nicht so nahe, dass man auch selbst in dieses Loch fällt. Nur vom Rand her kann ich ihm eine helfende Hand reichen.

Nähe, Empathie und Achtsamkeit; das habe ich dort gespürt. Und darin habe auch ich mich eingeübt. Am Krankenbett sitzend, beschäftigte mich immer wieder auch der Gedanke, dass ich selbst ja möglicherweise einmal auf der anderen Seite der Bettkante liegen könnte.

Bei meinen Besuchen – meistens zwei Mal wöchentlich – habe ich mich immer zuerst mit dem Team ausgetauscht und mich erkundigt, ob es etwas Besonderes gegeben hat, ob jemand vielleicht nach mir verlangt hat. Es wird jeder Bewohner, jede Bewohnerin im Vorfeld immer gefragt, ob ein Besuch des Seelsorgers erwünscht ist. Wenn das abgelehnt wird, respektiere ich das selbstverständlich voll und ganz.

Jede Begegnung verläuft anders. Wir sprechen miteinander, und wenn es erwünscht wird, beten wir auch oder ich lese einen passenden Text vor. Es kam auch vereinzelt vor, dass ich einen kurzen Gottesdienst im Zimmer eines der Bewohner gehalten habe. Und natürlich habe ich Krankensalbungen gespendet, Trost und Zuversicht ausgesprochen, mit Familienmitgliedern geredet. Es sind ja nicht immer katholische Bewohner, um die ich mich kümmere. Auch evangelische, anders- oder nichtgläubige Menschen suchen das Gespräch. Ich erinnere mich gerne an einen einfachen, doch auf seine Art vornehmen Mann, der aus Tunesien stammte und mir sagte: „Es gibt nicht Ihren Gott, es gibt nicht meinen Gott, es gibt nur unseren Gott". Auch im Angesicht des Todes gibt es solche Gedanken. Er hatte überhaupt keine Schwierigkeiten damit, dass ich Christ und er Muslim war. Menschen in ihrer letzten Lebensphase beizustehen, dafür steht die Hospizarbeit. Das kann man wörtlich sehen, aber auch spirituell. Wenn am Ende alles zusammenschmilzt, ist es das Entscheidende, sich gut aufgehoben zu wissen; im Glauben, in der Nähe geliebter Menschen, im Hospiz auch. Das Johannes-Hospiz war für mich eine Arbeitsstelle der ganz besonderen Art. Ich bin sehr dankbar für die dort gemachten Erfahrungen.

Jetzt, wo ich das achtzigste Lebensjahr überschritten habe und auf mein Leben zurückblicke, sehe ich, wie es sich rundet. Und es ist schön, dass ich jetzt die Freiheit habe, noch so viel zu arbeiten, wie ich mir selbst zumuten möchte, weil auch ich meine eigenen Grenzen spüre. Auch meine Welt wird kleiner. Bergsteigen und segeln gehören für mich der Vergangenheit an, und weite Reisen traue ich mir nicht mehr zu – so gern ich auch noch einmal nach Brasilien fliegen würde …

Wenn ich eines Tages am Ende meines Lebens angekommen bin, würde ich gerne meine letzte Lebenszeit im Hospiz verbringen. Denn ich weiß, dass ich dort menschlich, medizinisch und spirituell sehr gut aufgehoben sein werde.

FAMILIE BEDEUTET RÜCKHALT

Agnes Bültermann (37)

Als mein Vater vor einigen Monaten starb, wurde mir wieder einmal zutiefst bewusst, wie wichtig mir Familie ist. Die ganze Großfamilie: Meine Mutter, die Schwieger- und Großeltern, mein Bruder, Onkel, Tanten, Neffen, Nichten – alle waren da. Das habe ich immer schon als tröstlich empfunden. Und heute zählen natürlich auch mein Mann, meine Tochter und die Zwillinge in meinem Bauch unbedingt dazu. Ohne Familie wäre ich gefühlsmäßig ärmer. Warum? Vielleicht hängt es mit meiner Kindheit zusammen, mit den Verlusten, die ich damals erleiden musste.

Meine Eltern, Lech und Alicia, sind beide in Polen geboren und aufgewachsen. Sie haben sich jung kennengelernt, später dann geheiratet, und ich kam 1978 in der Nähe von Kattowitz in Oberschlesien zur Welt. In den ersten sieben Jahren meines Lebens war ich ein ganz normales polnisches Mädchen mit Namen Agnieszka.

Alles änderte sich im Sommer 1986. Wir, mein Vater, meine schwangere Mutter und ich, durften zum ersten Mal alle zusammen in den Urlaub nach Deutschland fahren, wo die Eltern meiner Mutter schon länger wohnten. Sie hatten mit vielen anderen Verwandten als Spätaussiedler das kommunistische Polen schon Jahre zuvor verlassen können und wohnten in Marl. Mein Großvater fand damals schnell eine Stelle im Ruhrgebiet, und sie lebten sich gut ein. So weit die Vorgeschichte.

Während dieses Sommerurlaubs entschieden sich meine Eltern, nicht mehr nach Polen zurückzukehren. Es war ein relativ spontaner Entschluss, geplant war das vorher nicht wirklich. Für mich bedeutete das aber zuerst einmal eine Katastrophe.

Ich habe anfangs die Welt nicht mehr verstanden, als wir nicht wieder zurück nach Hause fuhren. Urlaub schön und gut, aber ich war gerade sieben Jahre alt und wollte heim zu meinen Freundinnen, zu meiner Schule, zu meinem Zuhause, zu meinem Hund Fafla, zu meiner anderen Oma, zu den Verwandten, zu meinen Puppen und Spielsachen, zu meinem ganz normalen Mädchenleben eben mit allem, was dazugehört. Ein Kind ist ja gar nicht in der Lage zu verstehen, was und warum die Erwachsenen so entscheiden. Ich hatte fast ein ganzes Jahr lang furchtbar viel Heimweh und habe sehr oft geweint. „Ich will hier nicht bleiben, warum sind wir nicht mehr zu Hause?" soll ich tausendmal gefragt haben, erzählt meine Mutter noch heute. Da

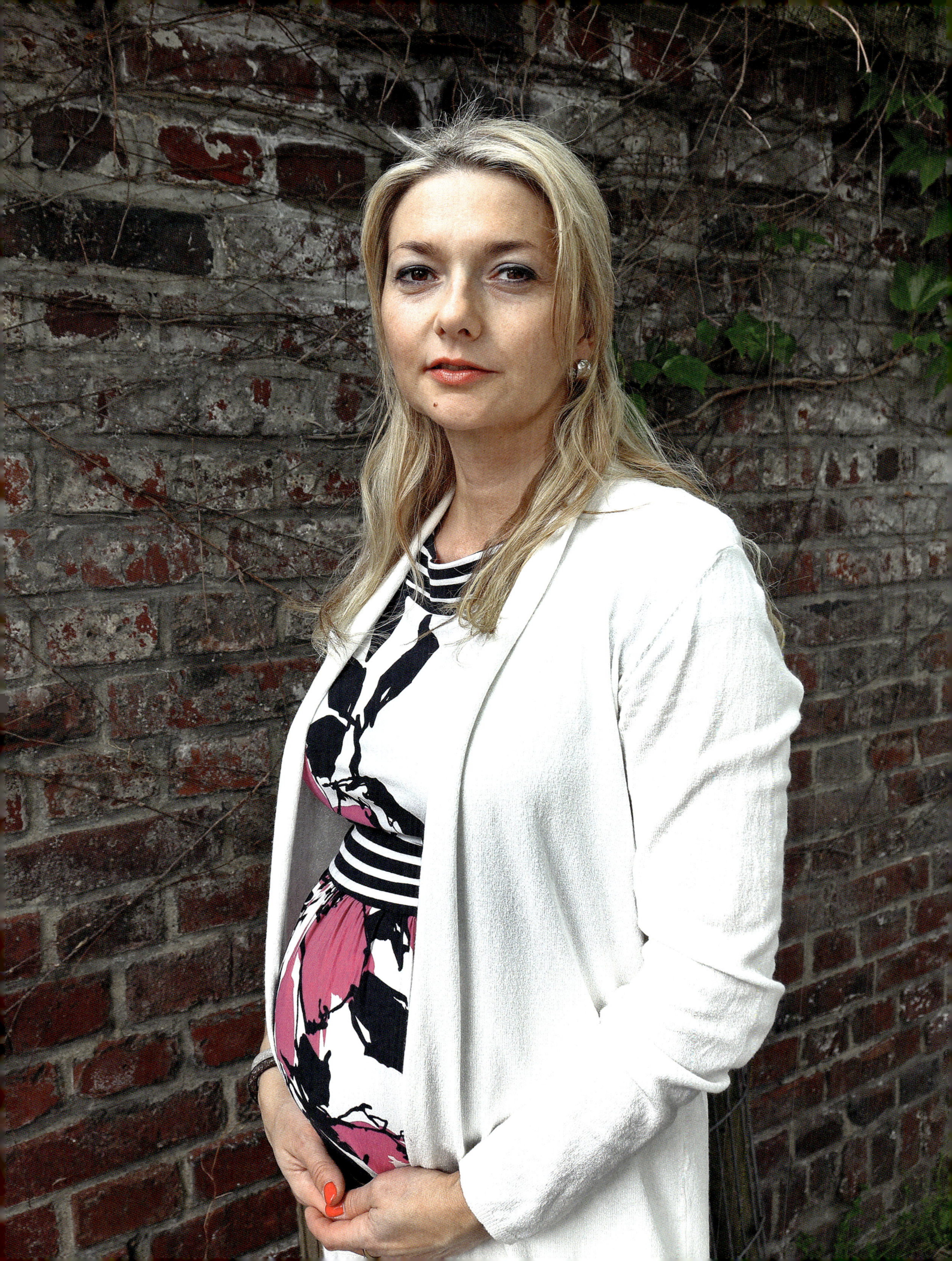

waren nicht nur diese Verlustgefühle, ich wurde auf einmal auch gezwungen, ein anderes Mädchen zu werden: Ein Mädchen, das nicht mehr Agnieszka genannt wurde, sondern Agnes, ein Mädchen, das kein Polnisch mehr sprechen durfte, sondern nur noch Deutsch, was ich am Anfang kaum verstand. Und ich übertreibe bestimmt nicht, wenn ich diesen Bruch in meinem Leben als Kindheitstrauma bezeichne. Das einzige Trostpflaster nach den ersten schrecklichen Monaten war die Geburt meines kleinen Bruders Thomas.

Wir kamen zwar freiwillig, kannten Deutschland schon ein wenig von früheren Besuchen und wurden von Angehörigen aufgefangen, aber trotzdem war es für mich sehr schwierig. Oft denke ich, wie ergeht es den Kindern von Flüchtlingen heute? Wir hatten auch kein Geld, keine Kleidung, kein Hab und Gut, keine Bleibe, und meine Eltern fanden auch nicht sofort Arbeit hier. Zum Glück haben meine Großeltern uns in ihr Haus aufgenommen. Meine Mutter hat später jede Art von Arbeit angenommen, obwohl sie eine kaufmännische Ausbildung hatte und in Polen als Bürokauffrau gearbeitet hatte. Später hat sie hier eine Ausbildung als Altenpflegerin gemacht und arbeitet immer noch in diesem Beruf. Und mein Vater hat als Schweißer gearbeitet. Vorher in Polen hatte er allerdings eine wesentlich bessere Stelle. Langfristig gesehen war die Übersiedlung nach Deutschland sicher richtig, aber der Anfang war schon schwer. Mein Vater hat sich früh von einem lebenslustigen jungen Mann in einen in sich gekehrten Menschen verwandelt. Es ist ihm nicht leicht gefallen, sich hier einzuleben. Er hat seine polnische Familie verlassen, seinen guten Job verloren und hat ganz von vorn wieder anfangen müssen. Ich glaube, er fühlte sich hier nicht so anerkannt, wie er es sich gewünscht hätte. Dazu kam, dass er Veränderungen welcher Art auch immer nicht gern hatte. Er hätte in Deutschland seinen Meister machen können, aber er wollte nicht. Neuerungen mochte er nicht. Ja, so ist es, wenn man woanders von vorne anfangen muss. Man gewinnt, aber gleichzeitig verliert man auch.

Nach einem Jahr hier wurde das deutsche Leben für mich langsam normaler, die Sprache verständlicher und auch das Heimweh weniger. Nur die liebe Oma in Polen und meinen Hund Fafla vermisste ich immer noch schmerzlich. Dank Dorothea, einem Mädchen aus der Parallelklasse, das schon ein Jahr vorher aus Polen nach Marl gekommen war und das mir am Anfang sehr geholfen hat, habe ich den Anschluss in der Grundschule relativ schnell geschafft. Wenn ich etwas nicht verstand, hat sie übersetzt und geholfen. Eine „Leidensgefährtin" zu haben half auch ein wenig gegen das Heimweh.

Mein Großvater hat es bestimmt gut gemeint, aber es war nicht einfach, in der Anfangszeit immer Deutsch sprechen zu müssen. „Wir sind hier in Deutschland, und hier wird kein Polnisch mehr gesprochen", hat er oft gesagt. Mir fiel es auf Dauer nicht schwer, aber meinen Vater Papa zu nennen statt Tata – daran konnte ich mich lange nicht gewöhnen, obwohl es ähnlich klingt. Mama heißt auf Polnisch auch Mama, das war einfach. Bald habe ich auch zu Hause nur noch die neue Sprache gesprochen. Meine Mutter konnte vorher schon etwas Deutsch und hat zusammen mit meinem Vater hier sofort Sprachkurse belegt. Sie hat mich bis auf den heutigen Tag allerdings nie Agnes genannt, sondern immer liebevoll Agusia, ihr Kosename für mich. Irgendwann war die Sprache auch für die Eltern kein Problem mehr, aber der polnische Akzent blieb bei beiden. Kinder haben es da einfacher. Dafür kann ich nicht mehr so viel Polnisch. Das tut mir sehr leid, ich hätte unsere Tochter gern zweisprachig erzogen. Wir haben so viele internationale Freunde, die das heutzutage als selbstverständlich ansehen, aber nun ja, so ist es nun mal. Ich verstehe die Sprache schon, aber mein polnischer Wortschatz ist der eines siebenjährigen Kindes, leider.

Mein Vater war Realist. Glaube und Kirche haben ihm, im Gegensatz zu meiner Mutter, nie etwas bedeutet. Er war nüchtern und nahm die Dinge, wie sie kommen. Das zeigte sich auch im letzten Jahr seines Lebens im Umgang mit seiner Krankheit. Was man nicht verändern kann, muss man akzeptieren. Was nicht heißt, dass er nicht gegen den Krebs angekämpft hätte. Nicht weil er glaubte ihn überwinden zu können, aber um noch etwas mehr Zeit mit uns und vor allem mit Marlene, seiner einzigen Enkelin, verbringen zu können. Er war intelligent, künstlerisch begabt und vielseitig interessiert. Vor allem haben ihn Astronomie, Mathematik und Naturwissenschaften immer wieder beschäftigt. Er hat zusammen mit meinem Bruder Sterne beobachtet, hat die Abstände zwischen Planeten berechnet, hat sehr viel über das Universum gelesen und in seiner Freizeit auch geforscht. Nach seinem Tod fand ich einen Zettel in seinem Portemonnaie mit einem Zitat des Astrophysikers Ben Moore: „Es gibt keinen Sinn des Lebens. Wir sind hier, weil Moleküle komplexe Systeme bilden können." Ja, so hat er gedacht, immer logisch, immer rational, obwohl er auch eine weiche, gefühlsbetonte Seite hatte, die er aber nicht sehr oft zeigte. Ich bin so froh, dass wir in den letzten Wochen im Hospiz noch Zeit gefunden haben über so Vieles zu sprechen. Das hat uns beiden sehr gut getan. Für ihn wurde das Sprechen zwar immer anstrengender, aber auch kurze Antworten können vielsagend sein.

Das Pflegepersonal im Hospiz hat sich rührend um Papa gekümmert. Zu rührend, fand er. Er hat manchmal geschimpft, denn es hat ihn sehr gestört, dass immer wieder jemand kam und fragte, womit man ihm einen Gefallen tun könnte. Auch das sah er ganz nüchtern: Kein Getue, kein großes Gefrage. Punktum. Er wollte mehr oder weniger seine Ruhe haben, das war immer schon so. Es hat sich aber nach einiger Zeit dann doch gut eingespielt. Das ganze Team ist sehr professionell und gleichzeitig auch herzlich und einfühlsam. Alle hatten nach der Eingewöhnungsphase viel Spaß mit meinem Vater und seiner nüchternen Art. Wenn das Wetter es zuließ und Papa auf der Terrasse eine Zigarette rauchen wollte, hat sich fast immer jemand vom Personal dazu gesetzt.

Die Diagnose unheilbarer Lungenkrebs mit Metastasen bekam mein Vater ungefähr ein Jahr vor seinem Tod. Ich war dabei, als die Ärzte es ihm sagten. Er war sehr, sehr gefasst, nur ein paar Mal hat er schlucken müssen, aber er hat sofort die Entscheidung getroffen, alle möglichen Behandlungen klaglos auf sich zu nehmen, um die ihm verbleibende Zeit noch etwas zu verlängern. Er wollte für uns, für seine Familie und vor allem für seine Enkeltochter noch gemeinsame Lebenszeit gewinnen. „Ich kämpfe für Marlene", hat er immer wieder gesagt. Der Preis war hoch, er war häufig im Krankenhaus, und die Chemotherapien haben ihm sehr zugesetzt. Obwohl er es nicht so gezeigt hat, wusste ich es natürlich, denn ich habe früher als Krankenschwester gearbeitet und viele todkranke Menschen gepflegt. Den eigenen Vater zu begleiten, ist aber natürlich noch einmal etwas völlig Anderes und viel emotionaler. Er hat gerne den starken Mann gegeben, auch wenn er es bestimmt nicht immer war. In der letzten Zeit im Hospiz wurde er schwächer und schwächer, aber seinen Humor hat er nie verloren. Wir haben ihm noch die schöne große Familiengrabstätte zeigen können, die mein Mann auf dem Zentralfriedhof in Münster für unsere ganze Familie gepachtet hat. „Ja", hat er gesagt, „da möchte ich gern beerdigt werden. Bei euch."

Unsere Tochter Marlene ist jetzt drei Jahre alt. Sie wird sich später nicht mehr richtig an ihren Großvater erinnern können, und deshalb habe ich während der Zeit im Hospiz begonnen, das Buch „Opa erzähl mal" gemeinsam mit meinem Vater für sie auszufüllen. Damit sie später nachlesen kann, wie er war, was er gemacht hat und wie sein Leben ausgesehen hat. Das wurde für ihn zuletzt sehr anstrengend, und manchmal hat er, bedingt durch die Gehirnmetastasen, nicht mehr klar antworten können, aber es war gut, mit ihm zusammen sein Leben noch einmal Revue passieren zu lassen. Und für unsere Tochter und für die Zwillinge, die ich jetzt erwarte, wird das Buch später ein schöner Erinnerungsschatz sein.

Ich bin so froh, dass wir – vor der Diagnose, als es gesundheitlich noch einigermaßen ging – zusammen noch einmal Urlaub gemacht haben. Das war sehr schön; drei Wochen in einem herrlichen Haus auf Mallorca. Meine Mutter, meine Schwiegereltern, mein Bruder, Freunde – alle haben uns dort besucht, immer abwechselnd. Papa saß am Pool, hat gelesen, mit Marlene gespielt, Musik gehört und es genossen, mit allen zusammen zu sein. Wie gut, dass wir das gemacht haben. Er ist ja nur 62 Jahre alt geworden.

Die Musik war eine seiner Leidenschaften. 60er, 70er Jahre: Eric Clapton, Led Zeppelin, Janis Joplin, die Beatles, Dire Straits. Diese Art von Musik hat er sehr gemocht. Zuhause über Kopfhörer hat er sich dabei entspannen können. Er hatte ein sehr gutes Rhythmusgefühl und hat ab und zu auch gern dazu getanzt. Im Hospiz hat er noch viel Musik gehört. Jetzt habe ich seine komplette CD-Sammlung hier bei uns.

Als man im Krankenhaus nichts mehr für ihn tun konnte, als er austherapiert war, wie das heißt, habe ich mit seinem Einverständnis einen Hospizplatz in Münster, wo wir wohnen, gesucht. So konnte ich viel bei ihm sein. Anfangs haben wir noch lange Spaziergänge durch die Stadt gemacht – Papa im Rollstuhl, ich dahinter. Ich habe ihm noch viel Schönes zeigen können. Das Pflegepersonal, die ehrenamtlichen Mitarbeiter, die Ärztin, alle haben ein großes Herz und sind gleichzeitig doch zurückhaltend. Wir wollten gern, dass er in einer passenden Umgebung in Ruhe sterben kann. So war es dann auch am Ende. Wir haben uns nachts verabschiedet, und er ist bei Tagesanbruch still eingeschlafen. Ganz bewusst war ich nicht da, denn ich hatte den Eindruck, dass er besser gehen kann, wenn er alleine ist, wenn er seine Ruhe hat.

Am Nachmittag kam dann die ganze Familie, um sich von Papa zu verabschieden. Das war etwas Besonderes, und der Familienzusammenhang war intensiv spürbar. Nachher haben wir im großen Hospizwohnzimmer alle zusammen Kaffee getrunken und über Lech gesprochen. Und dann hat auf einmal jemand im Haus wunderschön Klavier gespielt und dazu gesungen. Das war so, so, wie soll ich sagen, ergreifend, da haben wir fast alle geweint. Schöner hätte der Abschied nicht sein können. Unvergesslich. Später haben mein Mann und ich dann ohne Hektik seine Sachen zusammengepackt. Und Papa lag friedlich in seinem Bett. Wir haben wie selbstverständlich mit ihm gesprochen. Das fühlte sich normal und gut an. Er hatte abgeschlossen und mit sich und seinem Leben seinen Frieden gefunden. Er starb an einem Ort der Ruhe. So hat er es bestimmt gewollt.

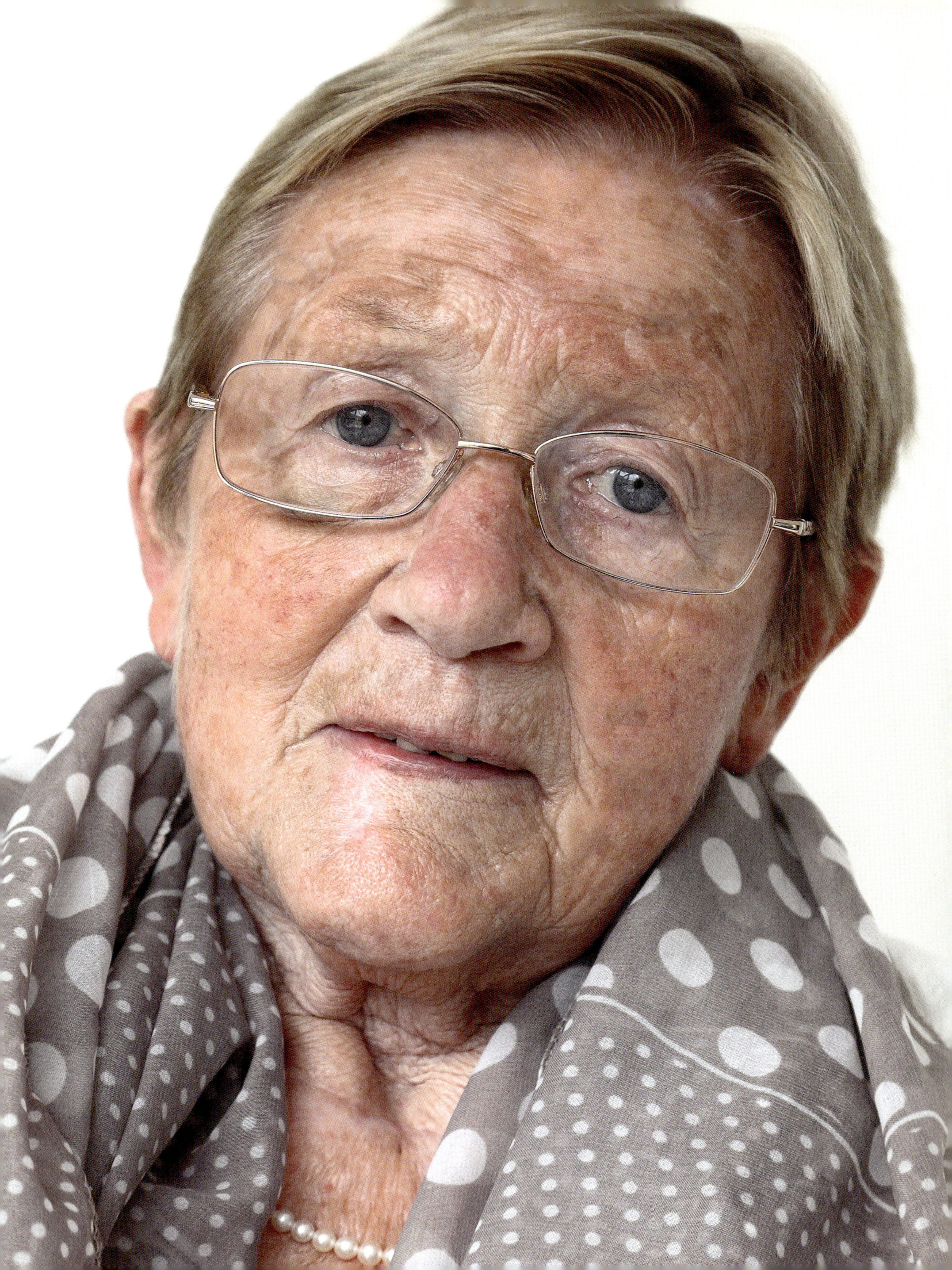

ZWÖLF GESCHENKTE JAHRE

Ursula Manner (85)

Mein Mann und ich waren 60 Jahre verheiratet. Glücklich verheiratet, das kann ich ohne Wenn und Aber sagen. Nun ja, überall gibt es Höhen und Tiefen natürlich, das wäre ja sonst auch ein langweiliges Leben. Aber der Jupp hätte mir die Sterne vom Himmel geholt, wenn er gekonnt hätte. Und er sagte immer, dass er seine Wahl, was seine Ehefrau betrifft, nie bereut hätte. Nun, wo mein Leben fast vorbei ist, ist das rückblickend ein sehr gutes Gefühl. Doch.

Begonnen hat alles, ja, wo soll ich anfangen? Nun gut, zu dem Zeitpunkt vielleicht, wo sich meine Eltern kennengelernt haben. Gegen Ende der 1920er Jahre muss das gewesen sein. Mein Vater war niedergelassener praktischer Arzt und Geburtshelfer. Das stand auf dem Schild an seiner Praxis in Siegen. Meine Mutter war dort bei Verwandten zu Besuch, sie war noch jung und kam aus Aachen. Der rheinische Tonfall hat sich bis heute in unserer Familie durchgemendelt. Ihre fröhliche, selbstbewusste und zupackende Lebensart auch. Also mein Vater hat sich Knall auf Fall in die junge Rheinländerin verliebt, und obwohl er 13 Jahre älter war, hat meine Mutter sich doch bezirzen lassen und ihn geheiratet. Ich wurde als Älteste 1930 geboren, und es folgten noch vier weitere Kinder, zwei Brüder und zwei Schwesterchen. Meine Mutter hatte Hauswirtschaft gelernt, und das kam ihr gut zupass, denn nun hatte sie einen großen Haushalt zu führen, und es kamen immer sehr viele Gäste. Es war ein schönes Haus, in dem wir wohnten. Es gab Hauspersonal, und wir Kinder hatten ein riesiges Kinderzimmer, in dem jedes seine abgetrennte eigene Ecke hatte. Und es gab ein Kasperletheater, wo unser Vater sonntags, wenn er Zeit für uns hatte, Aufführungen für uns und unsere Freunde veranstaltete. Es gab eine elektrische Puppenküche, und ich bekam irgendwann eine lebensechte Käthe-Kruse-Babypuppe mit einem vom Schreiner gemachten Babybettchen. Kurzum, es fehlte uns an nichts. Meine Eltern taten alles für uns. Es war eine schöne Kindheit, trotz des aufkommenden Nationalsozialismus. Kinder verstehen das ja nicht. Der Alltag in der Schule, die Lieder, der Fahnengruß, die Uniformen – wir haben uns nichts dabei gedacht. Das war irgendwie normal. Auch als der Krieg kam, ging alles zuerst so weiter wie bisher.

Aber dann starb mein Vater plötzlich an Bauchfellentzündung. Es gab noch kein Penicillin und keine Antibiotika. Er hat wohl gewusst, dass er sterben musste, hat meine Mutter später erzählt. 47 Jahre alt ist er nur geworden. Wenn ich heute daran denke, dass die Medizin jetzt so viel weiter ist, macht mich das immer noch traurig. Meine Mutter war gerade einmal 35 Jahre alt, ich 12, und die Jüngste war erst drei Monate, als unsere Welt einstürzte. Und das kann man wörtlich nehmen, denn kaum ein Jahr später, beim zweiten großen Bombenangriff auf Siegen, wurde unser Haus komplett zerstört. Wir waren zum Glück im Bunker, und als wir wieder raus durften, war von dem großen Haus nur noch ein einziger Trümmerhaufen übrig. Und ganz oben auf dem Trümmerberg lagen zwei Figuren aus unserem Kasperletheater: Der König und der Kasper, ziemlich lädiert natürlich. Sonst war nichts mehr da. Alles weg – auch meine heißgeliebte Babypuppe. Wir hatten nichts mehr, weder einen Löffel noch sonst etwas.
Vorübergehend kamen wir im Kinderkrankenhaus unter. Das war gut, weil es da für uns alle genug zu essen gab, denn die Mutti hat in der Küche gearbeitet. Nach Kriegsende konnten wir irgendwann in ein Haus ziehen, das die Amerikaner wieder verlassen hatten. Da haben wir länger gelebt, und das war vor allem für meine kleineren Geschwister schön, denn es gab einen Garten, wo sie spielen konnten und wo ich versucht habe, etwas zu essen anzubauen. Nie werde ich vergessen, dass dort einige Erdbeerpflanzen überlebt hatten und wir zu meinem 16. oder 17. Geburtstag eine Bowle daraus machen konnten. Was für ein Genuss in Zeiten in denen es so gut wie gar nichts gab! Aber ich habe nie das Gefühl gehabt, etwas zu vermissen – auch in den schlechten Nachkriegsjahren nicht. Bis auf meinen Vater natürlich. Mutti hat alles versucht, um das Leben für uns Kinder so normal wie irgend möglich verlaufen zu lassen. Auch wenn es sonst nichts gab, bei uns gab es immer Wärme und Liebe. Wir alle fünf hatten mit ihr ein ganz enges Band. Wir sind zwar einen steinigen Weg gegangen, aber aus allen ist etwas geworden. Wenn ich heute daran denke, was unsere Mutter damals geleistet hat, steigen mir die Tränen vor Dankbarkeit in die Augen. Sie hat sich eine Strickmaschine gekauft und Tag und Nacht gearbeitet, um unseren Lebensunterhalt zu verdienen. Ich habe nach der Schule auf meine Geschwister aufgepasst, ihr den Rücken freigehalten. Sie trug die ganze Verantwortung für das Einkommen, ich trug die Verantwortung für den Haushalt und die Kleinen. Aber das habe ich gerne getan. Ich wollte ja auch Hauswirtschafterin werden, aber ehrlich gesagt, war ich das ja eigentlich schon längst.

Und dann kam die Zeit, in der ich meinen Mann, meinen Jupp, kennengelernt habe. Er wohnte in Siegen unten am Berg und hat mich, da er sich schon von Weitem in mich verliebt hatte, oft abgepasst, wenn ich zu Fuß von oben kam. Er war fast fünf Jahre älter als ich. Da ich meinen Vater früh verloren hatte, haben mich gleichaltrige Jungen eigentlich nie so interessiert. Ja, so wird man geprägt. Aber es war gut so. Wir sind viel spazieren gegangen und haben uns immer angeregt unterhalten. Er war noch im Krieg und kurz in Gefangenschaft gewesen. Das alles hat er mir auf unseren Spaziergängen erzählt. Es gab eine schöne Intimität zwischen uns bei unseren Wanderungen, und das ist immer so geblieben, unser ganzes Leben lang. Wir sind gewandert wie die Weltmeister. Auch später in den Urlauben, bei Wind und Wetter. Wir waren immer zu Fuß unterwegs.
Ich hatte in dieser Zeit einen schweren Unfall, habe meinen Arm und meine Hand entsetzlich verbrannt. Damals stand es auf der Kippe, und ich habe schon das helle Licht des Himmelreichs gesehen. Später, als der Arm drohte steif zu werden, habe ich Jupp gesagt, dass ich ihn dann nicht heiraten würde – eine verkrüppelte Frau, die keinen Haushalt führen kann … Da hat er nur gelacht. Er hätte mich auf jeden Fall geheiratet.
1953 war es so weit. Am Osterdienstag. Ich muss wohl in der Hochzeitsnacht schwanger geworden sein, denn unser Sohn kam, vier Wochen zu früh, Ende Dezember zur Welt. Die Leute haben sich bestimmt das Maul zerrissen, von wegen einer „Muss-Heirat", aber so war das nicht. Ich habe immer gesagt, das machen wir nicht. Das kann ich meiner Mutter nicht antun, und außerdem möchte ich stolzen Hauptes in Weiß vor dem Altar stehen. Er hat es respektiert und gesagt „Wir holen das alles nach." Das haben wir auch.
Mein Mann hat eine Lehre an der Sparkasse gemacht. Er hat als kleiner Bankangestellter angefangen und war, als er seinen Abschied nahm, Direktor. Dafür hat er immer wieder viele Lehrgänge machen müssen, aber es klappte, und er kam sehr gut bei den Kunden an. Von Siegen sind wir nach Finnentrop ins Sauerland gezogen und von dort weiter nach Meschede. Unsere vier Kinder wuchsen heran, wir hatten unser Auskommen, und es ging immer bergauf. Mit 62 Jahren hat Jupp sich pensionieren lassen. Wir lebten mittlerweile in guten finanziellen Verhältnissen, die Kinder waren schon längst aus dem Haus, und da haben wir beschlossen, nach Münster zu ziehen, da die Stadt kulturell Vieles zu bieten hat. Mein Mann war ein großer Musikliebhaber und hatte in Meschede schon die Musiktage ins Leben gerufen, die

dort viel Anklang fanden und immer noch finden. Ich kannte Münster ein wenig und war sofort begeistert.

Ein neuer Lebensabschnitt begann. Das ist mittlerweile schon über ein Vierteljahrhundert her, und ich habe diese Entscheidung keine Sekunde bereut. Zwar meinten meine Kinder vor einiger Zeit, dass sie sich wünschten, ich solle wieder in ihre Nähe ziehen, aber das habe ich strikt abgelehnt. Ich bin seit zwölf Jahren auf meinen Rollator angewiesen, und damit kam ich in der Stadt bestens zurecht – aber im Sauerland würde ich das nicht mehr schaffen dieses ewige bergauf-bergab. Nein, das kam für mich gar nicht in Frage. Außerdem bin ich gefühlsmäßig mittlerweile eine richtige Münsteranerin geworden – trotz meines leichten rheinischen Tonfalls.

Im ersten Jahr sind wir, ohne Übertreibung, jeden Abend irgendwo hingegangen: In Symphoniekonzerte, ins Theater, gern auch in Orgelkonzerte, in die Oper, in Ausstellungen, was es nur gab auf kulturellem Gebiet. Alles haben wir aufgesogen – wie trockene Schwämme. Erst danach ließ unser Heißhunger auf Kultur etwas nach. Jedes Jahr waren wir in Bayreuth bei den Festspielen. Nach Düsseldorf, nach Köln, überall, wo es etwas Besonderes gab, sind wir hingefahren. Viele schöne Reisen haben wir auch noch gemacht. Herrlich war es und genossen haben wir es – und wie! Nur die Krankheiten, die dann kamen, hatten wir nicht einkalkuliert.

Vor zwölf Jahren bekam ich einen inoperablen Krebs Das hat mich zutiefst erschüttert. Ich war immer davon ausgegangen, dass mein Mann vor mir stirbt. Ich kann ihn doch nicht alleine lassen, er kommt doch ohne mich nicht zurecht, habe ich immer gedacht. Es gab dann Bestrahlungen und diverse Chemotherapien. Fragen Sie mich besser nicht danach. Es war, gelinde gesagt, äußerst unschön. Krankenhaus, Reha, Krankenhaus, Reha und so weiter. Ich war verzweifelt, aber nicht so sehr wegen meiner Krankheit, sondern wegen meines Mannes. Wie sollte er ohne mich weiter leben? Alles war nur schrecklich. Bis mein Mann einen Platz für mich im Johannes-Hospiz gefunden hatte. Da fühlte ich mich sofort geborgen. Das habe ich auch gesagt, als meine Tochter mich dorthin brachte und mein Mann mich im Flur erwartete. Er strahlte nur so, dass er mich wieder in seiner Nähe hatte, und ich habe gestammelt: „Hier bin ich wieder glücklich". Er kam jeden Morgen zu mir ins Hospiz und blieb bis abends an meiner Seite. Das Haus war wunderschön und die Pflege unvergleichlich liebevoll und gut.

Ich muss ganz ehrlich sagen, dass ich damals nicht genau wusste, was ein Hospiz ist. Gehört hatte ich davon, aber dass man da stirbt, wusste ich eigentlich nicht. Und ich wollte auch nicht sterben – ich musste doch für meinen Jupp sorgen … Ich habe an meinen Tod einfach nicht geglaubt, weil ich ihn mir nicht vorstellen konnte. Das war sicher naiv, aber mir ging es in diesem Haus damals seelisch sofort besser und körperlich langsam, aber sicher auch. Und alle haben gesagt, es ist ein Wunder. Denn mein Krebs bildete sich zurück. Stellen Sie sich das mal vor! Ich war schon 74 Jahre alt, und der „unheilbare" Krebs bildete sich zurück bis nichts mehr da war und es mir wieder richtig gut ging. Ein Wunder – na ja, bis auf das Laufen. Da haben sich einige Nerven im Fuß geweigert wieder zu funktionieren. Nun, irgendeinen Preis muss man ja bezahlen, oder? Nach fünf Monaten Johannes-Hospiz war ich wieder daheim und habe mich schnell mit meinem Rollator angefreundet. Das war vor zwölf Jahren! Und obwohl wir beide nicht mehr so ganz fit waren, hatten wir doch noch eine gute Zeit zusammen. Zumindest, bis unser ältester Sohn ganz plötzlich an einem Herzinfarkt gestorben ist. Das war entsetzlich. Er war gerade Opa geworden. Vor allem mein Mann hat das nie verwinden können, und es hat ihn gesundheitlich sehr mitgenommen. Es ist wider die Natur, wenn ein Kind vor den Eltern stirbt – auch wenn es schon längst erwachsen ist.

Jetzt werde ich bald 86 Jahre alt und lebe zum zweiten Mal im Johannes-Hospiz. Das war mein großer Wunsch. Es hat mir ja vor zwölf Jahren schon so gut gefallen! Für mich kam, nach meiner erneuten Krebserkrankung, keine andere Lösung, kein anderes Haus in Frage. Vor drei Jahren ist mein Mann gestorben. Er wollte sich nicht mehr operieren lassen, wollte nicht zum Pflegefall werden. Zum Ende hin ist es relativ schnell gegangen. Das war gut für ihn und auch für mich. Nun kann ich mich auf mein eigenes Lebensende vorbereiten. Es ist eh' schon alles festgelegt. Unsere Asche – sagt man das so? – also die Asche meines Mannes und meine Asche werden zusammen im Meer verstreut. Dazu wünsche ich mir wunderschöne bunte Gerbera – die mochten wir doch beide so gern. Ich liebe zwar die Nordsee, aber da ist es immer so ruppig, also wird es die Ostsee. Meine Kinder und Enkelkinder können ja den Zeitpunkt bestimmen. Es könnte ja auch im Sommer sein. Auf einen Monat kommt es dann auch nicht mehr an …

Die Schwestern hier, die mich noch von damals kennen, sagen manches Mal so aus Jux: „Frau Manner, passen Sie mal auf, vielleicht geschieht wieder ein Wunder …" Aber das möchte ich auf gar keinen Fall. Es gibt andere, viel Jüngere hier im Haus, die ein solches Wunder wesentlich besser gebrauchen könnten!

Mir gefällt es nicht, dass ich nicht mehr selbständig sein kann und auf fremde Hilfe angewiesen bin. Aber es ist nun mal so. Ich habe mein Leben gelebt, und ich betone immer wieder, dass es ein gutes Leben war. Jetzt will ich auch nicht mehr weiter

und kann mit einem guten Gefühl abtreten. ch freue mich auf meinen letzten Atemzug – ehrlich.
Meine Kinder schimpfen immer, wenn ich so etwas sage. Wir haben Gott sei Dank eine gute, intakte Familie. Kinder, Enkelkinder, Urenkel – alle kommen mich hier besuchen, geben sich die Klinke in die Hand. Schön und gut, aber mir reicht das Leben jetzt. Soll ich meine Kinder trösten? Nein, ich sage immer „Ihr könnt weinen, wenn ich nicht mehr da bin, aber bitte nicht zu viel. Esst was Schönes, trinkt auf mein Wohl und dann lasst es gut sein. Ich hatte doch ein schönes, langes Leben und kann zufrieden zurückblicken. Was will man mehr? Also lasst mich gehen. Ich liebe Euch."

Ω

Ursula Manner wohnte neun Wochen im Johannes-Hospiz. Drei Wochen vor ihrem dann doch sehr plötzlichen Tod während eines Spaziergangs mit ihrer Tochter besuchte ich Frau Manner in ihrem Zimmer im Hospiz, um ihr die endgültige Zusammenfassung unserer Gespräche vorzulesen. Sie hörte gespannt zu, war zum Ende hin leicht gerührt und sagte dann: „Ja, das war mein Leben!" Und nach einem längeren Schweigen: „Jetzt gehen Sie bitte an den kleinen Kühlschrank dort und holen die Flasche Ramazzotti. Wir beide wollen auf meinen schnellen Tod anstoßen." Und das haben wir dann getan.

NACHWORT

Bereits vor 15 Jahren hatte ich Gelegenheit, mich in einem Buch mit der Hospizidee auseinanderzusetzen. Als ich vor einiger Zeit gebeten wurde, mich noch einmal diesem Thema zu widmen, habe ich gerne zugesagt. Das Leben und Sterben im Johannes-Hospiz in Münster hat mich nun zwei Jahre lang intensiv beschäftigt und berührt.
So möchte ich allen danken, die mir ihre Lebensgeschichten und Emotionen anvertraut haben: den engagierten Mitarbeitern und Ehrenamtlichen natürlich, den Angehörigen, aber ganz besonders denen, die im Angesicht ihres Todes mit mir gesprochen haben – ganz offen und ehrlich. Bei ihnen, die gegangen sind, bin ich oft in meinen Gedanken.
Die Entstehung dieses Buches hatte viele Helfer und Unterstützer. Für Rat und Tat und Vertrauen danke ich insbesondere Dörte Ertz-Malcher, Volker Jakob, Michael Rogosch und Richard Shields.

Annet van der Voort